D1921901

rowohlt
BERLIN

PETER HUTH

INFARKT

Eine Betriebsstörung

ROWOHLT · BERLIN

1. Auflage September 2003 · Copyright © 2003 by Rowohlt · Berlin Verlag GmbH, Berlin · Alle Rechte vorbehalten · Satz aus der Minion PostScript PageMaker bei Pinkuin Satz und Datentechnik, Berlin · Druck und Bindung Clausen & Bosse, Leck · Printed in Germany · ISBN 3 87134 481 8

Die Schreibweise entspricht den Regeln der neuen Rechtschreibung.

Meinem Vater, Hans-Josef Huth, und meinem Großvater,
Johann Huth

ANAMNESE

Aktuell:	Seit Jahren Dyspnoe mit Rückenschmerzen und Schwindel, vor allem morgens. Am 24. 7. 02 akut stärkere thorakale Druckschmerzen mit ausgeprägter Dyspnoe und Ausstrahlung in den linken Arm. Nach Verständigung des Notarztes Aufnahme im AK St. Georg. Dort Diagnose eines akuten Vorderwandinfarktes bei coronarer Eingefäßerkrankung. Notfallmäßige Durchführung einer PTCA mit Stentimplantation in die LAD. Komplikationsloser Verlauf. Ab 8. 8. 02 Rehabilitation.
Vorgeschichte:	1988 ulcus ventr., seit Jahren rezidivierend auftretende Panikattacken.
Familie:	Großvater dreimalig Herzinfarkt, Vater 54-jährig an Bronchialkarzinom gestorben, Angina pectoris, Depression.
Sozial:	Ledig, keine Kinder. Journalist in leitender Position. Der Beruf bringt starke Belastungen und oftmals 12 und mehr Stunden umfassende Arbeitszeiten mit sich.
Kardiales Risikoprofil:	Ausgeprägter Nikotinabusus Hypercholesterinämie Hyperhomocysteinämie Lipoprot. A-Erhöhung fam. Belastung

Letzte Medikation:	Beloc Zok mite	1 – 0 – 0
	ASS 100	1 – 0 – 0
	Delix 2,5	0 – ½ – 0
	Sortis 20	0 – 0 – 1
	Folsan	1 – 0 – 0
	Vit. B 12	1 – 0 – 0
	Seroxat	1 – 0 – 0

Beurteilung: Nachdem der Pat. – wie oben beschrieben – am 24. 7. 02 einen akuten Vorderwandinfarkt mit komplikationslosem Verlauf erlitt, soll durch die Rehabilitation die Wiedereingliederung in das häusliche Umfeld mit selbständiger Versorgung und Verrichtung üblicher Alltagsanforderungen sowie die Fortsetzung der zuletzt ausgeübten Berufstätigkeit als Journalist erreicht werden.

Im Rahmen der Sekundärprävention bei cHk ist eine Stressreduktion am Arbeitsplatz sowie die Beschränkung der täglichen Arbeitszeit empfohlen. Die nachhaltige Reduktion der atherogenen Risikofaktoren ist dringend erforderlich. In diesem Zusammenhang wurde dem Pat. mit Nachdruck geraten, den Nikotinkonsum dauerhaft einzustellen, eine streng chol.arme Diät einzuhalten und auf regelmäßige körp. Bewegung zu achten. Hausärztliche Kontrollen und eine medikamentöse Langzeittherapie sind notwendig.

I

24. JULI – HAMBURG

Schön sieht sie aus.

Ich mag diese Locken, wie sie in dicken, schweren Strängen auf dem Hals liegen. Ich mag diese Strandbräune im Nacken, ich mag das weiche Fleisch dort. Ich mag die kleinen Wirbelhügel, die sich den Rücken runterziehen bis zum Po, von dem ich nur die obere, schmale Hälfte sehe. Der Rest liegt unter der Decke. Ich rieche ein bisschen süßen Schweiß. Ich rieche Zigaretten und Parfüm – den Duft einer guten Nacht.

Ich puste gegen die Haare. Sie bewegt sich, wacht aber nicht auf. Ich habe jede Menge Zeit, zu gucken. Und ich sehe nur ihren hinteren Teil.

In meinem Bett, kuschelig und warm.

Lust! Lust? Heute leider nicht mit mir.

Ich: Herzinfarkt.

Was ich natürlich noch nicht ahne.

Was für ein Schmerz.

Also:

Der Rücken ist verspannt, er fühlt sich an wie eine glühende Stahlplatte. Der Kopf ist am Nacken festgenagelt. Eine Bewegung: Feuer, das an der Wirbelsäule hinunterläuft. Die Knochen sind stark angeschwollen und pochen von innen gegen die Muskeln und wollen sich durch die Haut bohren. Die Schulterblätter glühen und bersten gleich auseinander.

Das ist die eine Seite, hinten.

Vorne ist es schlimmer. Eine tonnenschwere Maschine hat meine Brust flach gedrückt.

Die Rippen glühen wie bei einer extrem starken Entzündung. Aus meinem Magen kriecht bittere Galle die Speiseröhre hoch. Der Atem geht flach und trocken. Tausend kleine Disteln in meiner Lunge.

Ich huste kurz. Ich kann die Arme nicht bewegen.

Mir wird schwindelig und schwarz vor Augen. Ich reiße sie auf und sehe Sterne, die weiß und rot vor meinem Kopf tanzen.

Eine Feuerzunge bohrt sich von ganz oben in der Lunge in den linken Arm. Er zuckt. Die Fingerspitzen kribbeln. Die Fingerspitzen hören auf zu kribbeln. Die Fingerspitzen sterben ab. Die Fingerspitzen sind tot und kalt.

Ein böses Tier mit Stacheln klettert meine Luftröhre herauf und hinab. Es versprüht ätzende Gifte.

Ich reiße den Mund auf und ziehe Luft ein, doch es kommt kein Sauerstoff in meiner Lunge an.

Ich kriege keine Luft mehr. Ich kriege keine Luft mehr. Ich kriege keine Luft mehr!

Ruhig, ganz ruhig.

Ich konzentriere mich, zu atmen. Und es geht.

Ja. Ich kann atmen.

Wenn ich atme, kann ich nicht ersticken.

Etwas besser.

Ich hebe einen Arm, vorsichtig. Es geht. Er gehorcht.

Ich stehe auf. Ich gehe auf die Toilette. Ich pinkle aus Verlegenheit, weil ich nicht weiß, was ich sonst tun soll. Ich stütze mich auf das Waschbecken und lasse kaltes Wasser laufen. Ich spritze es auf meinen Kopf. Ich kneife die Augen zu und reiße sie auf.

Ich entspanne mich. Ich komme zurück.

Der Schmerz hört auf, fast so schnell, wie er gekommen ist. Er ist weg.

Ich wische kalten Schweiß von meiner Stirn. Ich atme durch. Ich checke. Ich sammle mich. Okay, okay, okay. Das war's. Aber was? Egal. Es ist vorbei.

Zurück ins Bett, zurück zu der weichen Haut und den schönen Haaren, meine Hand gleitet an den Busen. Er fühlt sich wunderbar an.

Und dann liege ich noch keine zehn Minuten, und es geht wieder los. Mit einem einzelnen Stich, mit zwei Stichen, mit drei Stichen. Dann kommt die Walze zurück und die Sterne und das Feuer im Rücken.

Eine Schraubzwinge um meine Lungen. Was kann das sein?

Ich bleibe liegen. Ich atme fest, ich atme leicht. Ich horche in mich hinein. Ich halte die Luft, bis es wehtut. Ich spucke die Luft aus. Ich spüre, wie meine Stirn wieder feucht wird.

Mein Hirn findet eine Erklärung: Meine Lunge ist kaputt. Zusammengefaltet wie eine Papiertüte, in die einer erst Luft geblasen und dann rausgeschlagen hat. Lungenriss, Lungenkollaps, Lungentrauma.

So was in der Art?

Wieder aufstehen. Sie wacht auf. Sie fragt: «Ist was?»

Ich sage: «Nee, geht schon.»

Ich denke: Lass mich einfach in Ruhe. Frag mich nicht, sieh mich nicht an, schau mir nicht in die Augen, mach dir keine Sorgen, sei einfach weg.

Ungerecht?

Klar. In zehn Minuten rettet sie mein Leben.

Ich Held.

Noch einmal verschwindet mein Schmerz. Oder: sprengt mein Blutdruck eine winzige Lücke in den Berg aus Plasmamüll, der die Hauptarterie zum Herzen blockiert. Wie ich später erfahre.

Wieder fragt sie: «Du, was ist los?»

«Nix. Geht schon. Zu viel geraucht gestern Abend.»

«Kann ich dir helfen?»

«Hol mir Wasser», sage ich, ohne Durst, nur um sie für einen Moment loszuwerden und mich wieder konzentrieren zu können.

Ich stolpere ins Bad. Ich schließe ab. Ich schließe auf.

Ich schaue in den Spiegel. Ich sehe rote Bartstoppeln und blonde Haare, die von Schweiß an den Kopf geklebt sind. Ich sehe meine braunen Augen in Stecknadelkopfgröße. Mein Körper zuckt, ich muss würgen und wundere mich flüchtig: Eigentlich sollte der verklebte, gallige Rest Sushi für 60 Euro aus dem Hals schießen, doch das Einzige, was kommt, ist klebriger Schleim, und der schmeckt noch nicht einmal annähernd nach süßem Reis. Er schmeckt nach nichts.

Jetzt wird es schlimm.

Jetzt kommt die Angst.

Jetzt lasse ich alles fahren.

Ich schlucke Luft, als würde ich ertrinken. Aber die Luft ist leer. Mein Körper kann nicht mehr versorgt werden. Zelle um Zelle wird absterben. Es beginnt in den Füßen und in den Händen. Ich zittere, ich schwitze, ich friere, ich japse.

Soll ich trinken?

Soll ich kalt duschen?

Soll ich schreien?

WAS SOLL ICH TUN?

Wieder im Bad, schlucke ich eine ganze Pille Seroxat, obwohl ich weiß, dass sie nicht helfen wird, weil das hier keine Panikattacke ist.

Weil der Schmerz schlimmer ist. Weil der Schmerz mein Leben bedroht. Weil ich sterbe. Diesmal wirklich.

Ich kann nicht mehr. Ich brauche Hilfe. Schnell.

Okay, okay, okay.

Ich gebe auf.

«**L**ach mich jetzt nicht aus, aber kannst du mir einen Notarzt holen?»

«Ja, okay, natürlich.»

«Kriegst du das hin?»

«Ja, klar.»

«Ist blöd für dich, oder?»

«Geht schon.»

Es geht nicht anders.

Ich falle gleich um. Aber es ist besser, wenn ich mich bewege. Wenn ich mich bewege, kann ich nicht sterben. Ich suche das Telefon. Ich kann es nicht finden. Ich bin sehr ungeduldig. Ich krieche über die Couch. Ich sehe das Gerät. Ich angle es aus der Halterung. Ich tippe im Laufen die Nummer.

Meine Sekretärin bekommt einen Schreck, weil ich mich offenbar so anhöre, wie ich mich fühle, als ich sage, dass ich erst gegen Mittag kommen kann.

Es gibt eine Hitliste von Fragen, die einem nach dem Herzinfarkt am häufigsten gestellt werden.

Platz 1: Dachtest du wirklich, dass du stirbst?

Platz 2: Welche Nummer wählt man denn da: 110 oder 112?

Tatsächlich hat auch sie zuerst 110 gewählt, das ist die Nummer der Polizei. Aber für Notärzte ist die Feuerwehr zuständig. Die Feuerwehr hat 112.

Sie sagt: «Äh, ja, hallo, ich brauche einen Arzt in St. Pauli. Hier hat einer Atembeschwerden und kriegt keine Luft mehr. Nein, seit einer Stunde. Ja, danke, bis bald.»

Ich bin richtig stolz, weil sie das so gut gemacht hat, und lächle sie an. Mein Schmerz wird schlimmer, aber meine Laune besser, weil ich weiß, dass gleich jemand kommt, der sich auskennt, und ich zumindest nicht sterben muss. Hoffentlich.

Also warten wir auf den Notarztwagen und können uns irgendwie beide nicht so richtig gut vorstellen, was nun passiert. Mir ist die Sache jetzt ein wenig peinlich. Ich liege nackt wie ein Wurm in eiskaltem Schweiß und krümme mich im Takt meines pochenden Schmerzes. Manchmal guckt sie auf meinen eingeschrumpelten Schwanz. Sie lächelt mutig. *So* gut kennen wir beide uns dann ja auch nicht.

Also, es klingelt, das Mädchen macht die Tür auf, und zwei Männer kommen rein. Einer sieht aus wie mein Kollege Marc Werthmann und einer wie mein Kollege Jupp Ley. Komisch, denke ich. Die beiden stellen sich ganz kurz als Rettungssanitäter vor und sagen:

«Notarzt kommt auch gleich. Wo ham Se denn Schmerzen?»

Ich schildere alles, und der jüngere von beiden, der aussieht wie Marc, schließt ein EKG-Gerät an mich an, fühlt mir den Puls und misst den Blutdruck. Der andere fummelt in einer dicken schwarzen Tasche rum und kann seine Augen natürlich nicht von dem Mädchen lassen. Obwohl es sich ein T-Shirt angezogen hat, sieht man seine Brüste ziemlich gut.

Ich denke: Wann geht das denn hier mal los mit Schmerzmitteln oder einer Spritze oder was?

Offensichtlich noch nicht. Das EKG ist normal. Der Blutdruck hoch, der Puls auch. Kein Grund zur Aufregung, sagt der Sanitäter und lacht das Mädchen an. Ich kneife die Augen zusammen: Na, herzlichen Glückwunsch, ist ja schön, wie wir uns hier gefunden haben.

Dann kommen die Notärzte. Auch zwei. Ich kann zwar nicht mehr ganz klar denken, weiß aber, was beide sofort vermuten:

Droge: Kokain.

Das Mädchen: Schlampe.

Ich: Depp des Morgens.

Und zwar einer mit falschen Schneidezähnen.

«Ja, haben Sie denn gestern Abend irgendwelche Drogen genommen, wie Kokain oder Amphetamine, also Speed?»

«Nein.»

«Ja, entschuldigen Sie, aber wir müssen das fragen.»

«Klar.»

«Und Sie sind sich da ganz sicher?»

«Ja, meine Brust tut mir weh. Ich kriege keine Luft mehr.»

«Wie alt sind Sie denn?»

«Dreiunddreißig Jahre.»

«Na, sehn Se mal. So schnell stirbt man nicht.»

Einer der Sanitäter packt die Tasche und das EKG-Gerät zusammen. Der andere fragt das Mädchen, was in dem großen Terrarium im Wohnzimmer ist. Das Mädchen weiß es auch nicht.

Die beiden Notärzte schauen sich in die Augen und stecken die Hände in die Taschen ihrer weißen Arzthosen. Sie haben Birkenstock-Schuhe an.

Meine Lunge verkrampft sich zu einem Stück Kohle. Meine Wirbelsäule ist eine Stange aus Granit. Ich verliere die Geduld.

Dann spricht der Notarzt, der das Sagen zu haben scheint.

«Ja, wir können hier nichts finden. Jetzt gibt es zwei Alternativen. Entweder wir bringen Sie in ein Krankenhaus, und da wird dann nochmal nachgeguckt, was da ist, oder Sie ruhen sich noch etwas aus und gehen dann später am Tag zu Ihrem Hausarzt.»

Abgesehen davon, dass ich keinen Hausarzt habe: Ich höre wohl nicht recht.

«Wissen Sie, ich habe Sie nicht gerufen, weil ich einsam bin.»

«Bitte?»

«Ich habe ziemliche Schmerzen, ich kann mich kaum bewegen, und ich brauche jetzt wirklich Hilfe.»

Sie glauben mir kein Wort. Sie denken, ich bin ein Koks-Yuppie, der sich beim Vögeln übernommen hat. Ist mir egal. Ich will in die Klinik. Ich will zu einem Profi.

«Ja, das war natürlich nur ein Vorschlag. Wir können Sie selbstverständlich auch in eine Klinik bringen. Oder?» Er schaut die Sanitäter an.

«Klar, kein Problem. Können Sie laufen?»

Gute Frage: Kann ich laufen? Ich weiß es nicht. Aber offensichtlich muss ich laufen, weil ich sonst nie, nie, niemals aus meiner Wohnung komme und weil ich wirklich Angst habe zu sterben, und zwar vor den Augen dieser ganzen traurigen, unfähigen, langsamen, begriffsstutzigen dummen Truppe in weißen Kitteln und blöden Lehrersandalen, mit ihren bescheuerten Vorurteilen gegen Männer mit Terrarien und Frauen mit künstlichen Brüsten.

Ungefähr in diesen Minuten geschieht in einer meiner Herzkranzarterien, und zwar genau in der, die für die Versorgung der Herzvorderwand mit Blut und dadurch mit Sauerstoff und dadurch mit Leben zuständig ist, folgendes: Sehr dickes Blut, also ein Pfropfen aus Tausenden ineinander verklebter roter und weißer Blutplättchen und mikroskopischem Müll, setzt sich in die Lücke, die in den vergangenen Stunden so gerade noch durchlässig war. Die Lücke, die meinen gesamten Körper in äußerste Alarmbereitschaft und in großen Schmerz versetzt hatte, aber noch ausreichte, um ein wenig Blut zum Herzen strömen zu lassen. Als sich nun dieser Pfropfen vergrößert, ist der Weg verschlossen.

Keiner der Männer, die um mich herumstehen, hat in diesem Moment Ahnung davon. Ich selbstverständlich auch nicht. Ich krame in meinen Schubladen nach meiner grauen Jogginghose und einem T-Shirt, weil ich nicht nackt zum Krankenwagen laufen will. Die ganze Zeit drücke ich eine Hand auf meine Brust, als ob ich auf diese Weise den Schmerz lindern könnte.

«So, sehen Sie, es geht ja schon», sagt der Sanitäter.

«Auf Wiedersehen und alles Gute», sagt der Notarzt.

«Ich räume hier noch auf, oder?», fragt das Mädchen.

«Zieh die Tür zu, wenn du gehst», sage ich. Und: «Danke.»

Wir rasen von meiner Wohnung an der Reeperbahn durch die Stadt. Ich kenne den Weg, aber die Perspektive ist neu.

Gerade noch haben mich die Sanitäter die Treppe heruntergeführt. Der Nachbar nickt mir zu und denkt sich seinen Teil oder nicht. Auf der Straße ein kleiner Stau, weil der Notarztwagen und der Rettungswagen die Fahrbahn komplett versperren. Das ist ein richtiger Notfalleinsatz. Es gibt sogar Blaulicht. Komme ich in den Polizeibericht, der heute Mittag in der Redaktion aus dem Fax rattert?

Meine Brust ist tiefgefroren und zwingt mich, unendlich flach zu atmen. Ich will jetzt schnell in den Rettungswagen. Ich will jetzt schnell weg. Ich versuche, hinten in das Auto zu klettern, aber sie führen mich durch die Tür und legen mich auf eine schmale Bahre, die man mit einer Teleskopvorrichtung nach oben schrauben kann.

«Dann wackelt es nicht so», sagt der Sanitäter, der hinten bei mir sitzt.

«Geben Sie mir was gegen die Schmerzen», sage ich.

«Wir bringen Sie in die Klinik», sagt der Sanitäter.

Ich verfolge die Straßen bis nach St. Georg, ich weiß, das ist unser Ziel. Das Krankenhaus. Hoffentlich sind wir bald da.

Es drückt, es pocht. Ich reiße den Mund auf, um Luft zu schnappen.

Ich will an eine Sauerstoffflasche angeschlossen werden, wie immer, wenn es mir schlecht geht. (*Trink erst mal einen süßen Tee*, sagt der Tauchguide.) Ich will ein Schmerzmittel, ich will etwas, das mich wegbeamt, ich will Schwarz um mich und dann aufwachen, wenn dieses Monster in meinen Lungen tot ist. Aber die Sanitäter bleiben unerbittlich.

«Wir sind bald da.»

«Ich weiß. Geben Sie mir irgendetwas.»

«Wir sind gleich da.»

Ich muss mich auf jeden Atemzug wirklich sehr konzentrieren. Mein Arm pocht.

Komisch, denke ich später, dass ich da nicht gewusst habe, was es ist. Lernt man doch schon als kleiner Junge, wenn man einen Herzinfarkt-Opa hat: Wenn er über Schmerzen in der Brust klagt, die in den linken Arm ausstrahlen, ist es ein Infarkt. Mein Opa hatte drei. Der dritte war tödlich.

Jetzt sind wir also da. Ich bin zum zweiten Mal in meinem Leben in einem Krankenhaus.

Das erste Mal: Da war ich vielleicht sechs. Ich hatte Polypen in der Nase, die rausgeholt werden mussten. Der Arzt belog mich. Er hielt mir die Betäubungsmaske vor die Nase und sagte: Einatmen, ausatmen, und die Sache ist vorbei. Als ich wieder aufwachte, schenkte mir mein Vater einen Eisenbahnwaggon von Lego. Ich wollte ihn sofort zusammenbauen und scheiterte total. Stoned mit sechs.

Rein in die Notaufnahme, in einen winzigen Raum. Die Sanitäter legen mich auf ein Bett. Der eine fragt:

«Ist Ihnen kalt? Wollen Sie die Decke?»

«Nein», sage ich, «aber ich will endlich mal was gegen die Schmerzen.»

«Jetzt geben Sie mal Ruhe.»

Er wird wirklich unwirsch. Ich kann da jetzt nichts machen. Raus ist er, die Decke nimmt er mit. Die Tür geht zu. Etwas später kommt einer im weißen Arztanzug mit so einer dämlichen Mick-Hucknell-Frisur. Blonder Afro mit ganz langem Zopf.

Student steht über seinem Namen auf dem Schild an seiner

Brust. Vielen Dank. Ich hatte eigentlich eher auf Professoren und Chefärzte gehofft.

Jetzt verschließt der Thrombus endgültig meine Herzarterie. Der Vorderwandinfarkt ist da. Nur merkt das keiner. Von nun an zählt jede Sekunde, und zwar rückwärts: Je länger es dauert, umso mehr Gewebe wird für immer zerstört. Wenn es noch richtig lange dauert, muss ich sterben. Ich weiß von nichts.

Lockenzopf hat offensichtlich genaue Anweisungen. Er fragt:

«Okay. Wie heißen Sie? Bei welcher Krankenkasse sind Sie versichert? Privat? Okay, haben Sie eine Karte?»

«Nein. Aber ich habe wirklich starke Schmerzen.»

«Okay, aber wir müssen ja nun erst mal die Formalitäten erledigen …»

«Mein Gott, ich hätte jetzt wirklich gerne was gegen meine Schmerzen …»

«Also, Sie übernehmen die Kosten selbst. Ich bin sofort wieder da.»

Ich liege in einem kleinen Raum auf einer graugrünen Liege ohne Decke und starre gegen eine weiße Wand. Ich kann die Schmerzen kaum noch ertragen. Ich halte die Luft an, ich reiße den Oberkörper in die Höhe und drücke die Arme auf den Rücken, bis die Fingerknöchel weiß werden, und ziehe mit weit geöffnetem Mund Luft ein. Immer bei Schmerzen oder in Situationen, in denen ich denke, keine Luft mehr zu bekommen, werde ich furchtbar nervös und zapple herum, vor allem mit den Beinen.

Die Tür geht auf, er kommt wieder rein. Noch ein EKG, diesmal eins mit zwölf Ableitungen. Ich habe echte Probleme, ruhig zu liegen, obwohl der Student mich immer wieder darum bittet.

«Bitte, ich brauche was gegen Schmerzen», sage ich.

«Erst die Diagnose, dann die Therapie», sagt der Student.

Sorgfältig bringt er die Ableitungen an meinem Oberkörper an, oft fallen sie ab, weil ich so viele Haare auf der Brust habe.

Schließlich gelingt das EKG, und er geht. Ich bin wieder allein.

Dann geht alles sehr schnell.

Die Tür fliegt wieder auf. Diesmal kommt eine Ärztin herein. Sie hat ein Stethoskop um den Hals und ein ernstes Gesicht.

«Es ist doch etwas mit dem Herzen», sagt sie, «wir müssen sofort eine Katheteruntersuchung durchführen.»

Ich verstehe nicht.

«Was bedeutet das?», frage ich. «Was ist ein Katheter?»

Sie erklärt: Ein Schlauch wird durch eine Vene am Bein bis zum Herzen geführt. Dort wird der Verschluss mit einem Ballon aufgesprengt.

Ich bin absolut verblüfft. Bis gerade eben war ich der Überzeugung, noch am Nachmittag wieder arbeiten zu können, nach einer Schmerzspritze. Als Therapie dachte ich an Massagen.

Mir ist zum Lachen zumute.

«Wie hoch ist die Überlebenschance?»

Der Ärztin nicht.

«Hoch. Jetzt zählt jede Sekunde. Wir bringen Sie ins Katheterlabor. Sind Sie einverstanden?»

Los!

Sie fahren mich eilig durch die Flure der Klinik. Schwestern vorne schlagen die Türen auf, Pfleger bugsieren mein Bett von hinten durch die Gänge. Häufig stoßen wir an. Es ist wie im Vorspann von «Die nackte Kanone».

Ich frage mich, was ist ein Herzkatheterlabor?

Eine letzte Tür geht auf, und sie heben mich schnell, aber behutsam auf eine Liege.

Über mir: eine OP-Lampe mit vier Leuchten.

Vor mir: Maschinen, Drähte, Kabel, Apparate. Aber nicht lange. Jetzt stellt ein Mann eine Blende auf meinen Bauch. Im Raum sind fast ein halbes Dutzend Personen in grüner OP-Kleidung und mit Mundschutzmasken aus Papier.

Ich bin nun wieder ganz nackt, und eine hübsche Ärztin rasiert mir mit einem Einwegrasierer die Innenseite meiner Schenkel. Sie sieht meinen Schwanz. Unsere Blicke treffen sich. Sie sieht, dass ich weiß, dass sie ihn sieht. Ich schäme mich nicht.

Ein Arzt stellt sich neben mich.

«Ich bin Dr. Rainer. Ich werde nun den Katheter einführen, und das kann ein wenig wehtun.»

«Keine Narkose?»

«Nein, nur eine örtliche Betäubung.»

«Haben Sie diese Operation schon oft durchgeführt?»

«Wir haben keine Zeit für Scherze.»

Dann beginnen die Ärzte mit ihrer Arbeit. Ich bekomme mehrere Spritzen gleichzeitig. Eine Betäubungsspritze für mein Bein. Ein Kontrastmittel, um auf einem Echoschirm die Operation überwachen zu können. Während die Spritzen gesetzt werden, machen sich weitere Ärzte an meinem Bein zu schaffen.

Ich bin schmerzunempfindlich und spüre nicht mehr als ein leichtes Zubbeln in meinem Bein.

Später wird mir der Eingriff erklärt:

Sie stechen mir ein Loch in die Innenseite des rechten Beines und treffen so die Arterie. Ein sehr dünner Schlauch wird durch diese Blutader bis vor mein Herz geschoben. Der Arzt tut dies mit ruhigen Bewegungen, wie ein guter Gärtner beim Rechen. Der Vormarsch des Schlauches geht zügig voran. Erst am Herzen macht er Halt.

Dort, wo der Pfropfen die Herzkranzarterie verstopft, wird ein winzig kleiner Ballon aufgepustet, der das Plaque wegdrückt und so die verschlossene Stelle sofort öffnet. Diese Technik heißt Dilaterie.

Ein Metallgeflecht wird über den Schlauch eingeführt und stabilisiert die gereinigte Stelle von innen. Das Ding heißt Stent. Es wird in wenigen Wochen von Gewebe umschlossen und Teil meines Körpers werden.

«Das bemerkt nicht einmal der Piepser am Flughafen», sagt später der Arzt.

Während des Eingriffs verliere ich zwar mein Zeitgefühl, bleibe aber bei Bewusstsein.

Anschließend frage ich den Arzt:

«Und, was habe ich eigentlich gehabt?»

«Einen Vorderwandinfarkt. Einen schweren.»

Nicht dass er gelacht hätte.

Flüssiges Gold strömt bis in meine kleinste Ader. Hier soll irgendwas nicht in Ordnung sein?

Gibt es auch etwas Positives an einem Herzinfarkt? Ja, denn: Wenn man überlebt, hat man eine prima Chance, sein Leben zu ändern. Und nach der OP bekommt man Morphium.

Sie schieben mich also aus dem Operationssaal hinaus auf die Intensivstation. Mein Körper wird mit mehreren Leitungen an technische Geräte angeschlossen. Die Schwester erklärt: Eines ist die Infusion, die mein Blut verdünnt. Ein Plastikfingerhut wird über meinen Finger geschoben und strahlt Rotlicht aus, so wird der Sauerstoffgehalt in meinem Blut gemessen, wie auch immer das funktioniert. Dann gibt es drei

EKG-Ableitungen auf meiner Brust, die mein Herz überwachen und die Ergebnisse sekundenschnell auf einen Monitor übertragen. Für alle Fälle hat man in meine rechte Hand noch ein Loch gebohrt, eine kleine Plastikzapfstelle montiert und mit vielen Verbänden festgeschnallt.

So ist es einfacher für die Schwester, mir Blut abzunehmen. Hahn auf, Blut raus. Dass man die Tankstelle noch für etwas viel Besseres nutzen kann, kriege ich mit, als ich nach einem Schmerzmittel frage.

Denn mein Rücken und meine Brust schmerzen nach wie vor stark wie von einem schlimmen Muskelkater. Außerdem spüre ich die kugelschreiberdicke Wunde, an der das Loch in meinen Oberschenkel gestochen wurde. Das sind dann übrigens auch die einzigen Schmerzen, die man von einem Herzinfarkt erwarten darf. Nicht wirklich was für Schmerzfanatiker.

«Schwester, gibt es nicht was gegen meine Schmerzen, meine Brust tut mir unheimlich weh», sage ich also.

Die Schwester auf der Intensivstation ist sehr nett und fachlich absolut auf der Höhe. Soweit ich das beurteilen kann. Sie kommt mit einer ziemlich dicken Spritze, in der eine farblose Flüssigkeit ist, und zieht sie bis zu einem Drittel auf. Dann öffnet sie das Tankstellenventil auf meiner rechten Hand, klemmt die Spritze an und drückt mir die Medizin in den Arm.

Während diesen Vorgangs unterhalten wir uns über meinen Infarkt und scherzen ein wenig über die vielen Anrufe, die ich schon bekommen habe. Da muss sie ja fast eine Zusatzausbildung als Sekretärin machen, hahaha.

Dann schwappt mir eine Welle SCHÖN und GUT und MEHR durch das Hirn. Dann bekomme ich eine Erektion. Dann glühen alle meine großen und kleinen Adern und mein Fleisch lebt. Dann ist mein Kopf voller Musik (*Life on Mars* von David Bowie). Dann registriere ich mit einem Gedankenwinkel diesen typisch metallischen Geschmack auf meiner Zunge, den ich von Kokain kenne.

Hahaha, jetzt weiß ich, was das für ein Schmerzmittel ist.

«Das kommt aber ganz schön gut, so intravenös», grinse ich die Schwester an.

«Jaja.»

«Das ist aber echt kein Aspirin, Schwester, oder, Schwester, hihihi?»

«Neenee.»

Dann lässt sie mich alleine, und ich werde so wahnsinnig toll müde und entspannt und lässig drauf und kuschle mich so richtig schön mit meinem linken Bein (das rechte ist mir ja Gott sei Dank amputiert worden!) in diese unglaublich warme, dicke Superdecke, dass es nur so eine Freude ist. Gut, dass nicht alle meine Finger so weich sind wie der Daumen, den ich in meinen Bauchnabel stopfe. Ich habe einen Heidenspaß an meinem Daumen. Ich öffne den Reißverschluss an meinem Brustbein sehr vorsichtig und nehme mein pumpendes Herz mit der rechten Hand aus dem Körper. Gut, die Operation scheint gelungen, man sieht nichts mehr. Sachte, sachte, sachte, denke ich, lege mein Herz unter meine Wange und schlafe mich erst mal so richtig aus.

Gut, dass ich diesen Herzinfarkt bekommen habe, singe ich laut vor mich hin. *My bonnie is over the ocean. My bonnie is over the sea.*

Nach ungefähr zwei Stunden bin ich wieder da und analysiere mein Leben als postoperativer Junkie.

Was ich mich immer gefragt hatte, bei Christiane F. und Konsorten: Warum nimmt man eine so starke Droge, um dann gleich nach der Einnahme einzuschlafen?

Antwort: Es ist ja gar nicht schlafen. Es ist der Rausch, und der ist so geil, dass man besser ganz für sich alleine ist. Die anderen verstehen das eh nicht.

Nimm den besten Orgasmus, den du je hattest. Nimm ihn mal tausend, und du bist noch nicht mal nah dran. Heißt es. Stimmt das?

Antwort: Ja.

Keine Droge ist es wert, sich selbst mit einer Nadel in den Körper zu stechen?

Antwort: Diese wohl!

Viele Ärzte können das Naschen nicht lassen und sind medikamentenabhängig.

Wen wundert's?

So geht das jetzt zwei Wochen weiter, freue ich mich und frage die Schwester gleich nach der nächsten Portion.

«Oh, Schwester, die Schmerzen sind aber noch nicht ganz weg.»

«Nein? Brauchen Sie nochmal etwas von dem Mittel?»

«Ich glaube, das wäre nicht schlecht.»

Okay, die gleiche Prozedur, und ab geht's auf die zweite Reise.

Noch einmal drei Stunden später setzt die gute Schwester mir die nächste Portion. Diesmal offensichtlich eher widerwillig mit gerunzelter Stirn und erst, nachdem sie auf mein Patientenblatt geguckt hat. Ich, ganz unschuldig:

«Aaaah, meine Brust tut aber wirklich noch so was von weh! Ist das denn normal?»

«Jaja, das ist morgen schon wieder ganz anders.»

(Hoffentlich nicht.)

Zu einer weiteren Verabreichung lässt sie sich nicht überreden, so viel ist klar. Nur bin ich mir mittlerweile sicher, dass das Morphium der einzige Grund ist, warum mich Gott an dieses schmale Bett geheftet hat. Und ich bin mir ganz sicher, dass ich ohne eine Gutenachtportion nicht in der Lage sein werde, auch nur die Idee von Schlaf zu finden. Also warte ich auf die Nachtschwester.

Als sie endlich da ist und ihren Krimskrams sortiert hat, stelle ich mich höflich vor, berichte von der ausgesprochen schmerzhaften Operation und komme gleich zur Sache:

«Schwester, ich glaube, ich kann nicht einschlafen. Ich brauche ein Schmerzmittel.»

«Aha, was haben Sie denn bekommen?»

«Tja, das weiß ich auch nicht, aber es war in so einer Spritze drin, und man konnte auch wirklich gut davon einschlafen.»

«Ach was.»

«Ja, sonst schauen Sie doch mal in meinen Unterlagen nach, Schwester Ariane …»

«Schon klar, ich bin gleich wieder da …»

O Engel der Nacht, denke ich.

Da kommt sie zurück – und hat keine Spritze dabei.

«Wenn Sie sich dann bitte zur Seite drehen würden und den Po frei machen?»

«Bitte?»

«Wegen des Zäpfchens …»

II

SEPTEMBER, TIMMENDORFER STRAND

Ich habe schnell Karriere gemacht, es ist mir noch nicht einmal schwer gefallen. Ich verdiene fast mehr Geld, als ich ausgeben kann. Wenn ich mehr brauche, bekomme ich es von der Bank, und zwar ohne großes Nachfragen. Ich lebe nicht gerade in Angst vor Arbeitslosigkeit.

Selbst meine Mutter muss zugeben: Alle meine festen Freundinnen, also etwa zehn, sahen phantastisch aus und hatten jede für sich eine hinreißende Art – zumindest auf den ersten Blick. Einmal musste ich die Polizei holen.

Ich kenne extrem interessante Leute. Und zwar: verurteilte Schwerverbrecher und Senatoren. Models und Produzenten. Araber und Juden. Rekordtaucher und Filmstars. Kiffer und Protestanten. Schriftsteller und Schriftsetzer. Chefredakteure und solche, die es gerne werden würden.

Wenn ich in eine Discothek oder einen Nachtclub möchte, muss ich nicht anstehen. Das letzte Mal habe ich 1988 Eintritt bei einem Rockkonzert bezahlt; mit vielen Musikern, die ich bewundere, bin ich persönlich befreundet, mit Guns N' Roses und mit den Rolling Stones habe ich wenigstens schon ein paar Bier getrunken.

Ich habe wirklich tolle Sachen: eine DVD-Anlage mit Dolby-Surround-System, zigtausend CDs, Hunderte von Filmen auf Video, Dutzende Videospiele, an denen ich immer schnell das Interesse verliere.

Kein Teil der Welt, den ich nicht schon bereist hätte.

Als meine Lieblingsband einen Auftritt in Los Angeles hatte, bin ich mitgeflogen. Auf den Malediven habe ich meinen ersten Hai gesehen, vor dem Sinai verirrte ich mich im verrotteten Wrack des Weltkriegsfrachters Thistlegorm. Ich habe in Mexiko über einem Ölfass gegrillte Tacos, mutmaßlich mit Hundefleisch, gegessen und in Südtirol Wein und Äpfel gekostet. Ich bin im Juli auf Gletschern Ski gefahren und im Januar mit einem Hubschrauber auf dem Wolfgangsee gelandet, um Schlittschuh zu laufen.

Kein Zweifel, ich habe es weit gebracht.

Ich hatte aber auch wirklich tolle Voraussetzungen. Wer in der glücklichsten Generation der Nachkriegsgeschichte und wahrscheinlich der Überhauptgeschichte sein Glück nicht macht, hat selbst Schuld.

Ich habe jede Chance genutzt. Ich habe mein Abitur geschafft, bin nicht sitzen geblieben. Ich war nie frech zum Chef, und ich war immer da. Ich war keinen einzigen Tag krank. Ich habe Steuern bezahlt, seit ich denken kann. Ich habe mit 16 bei McDonald's gearbeitet und ein PrimaGiro-Konto eröffnet. Ich habe eine Arbeitsunfähigkeitsversicherung abgeschlossen und jede Menge Lebensversicherungen. Ich mache meine Steuererklärung pünktlich und trage nur das Nötigste ein. Mein einziger Betrug an der Öffentlichkeit ist die Tatsache, dass ich niemals Rundfunkgebühren zahlen werde. Beim Aufbau Ost war ich immerhin dabei.

Ich habe Drogen genommen, klar, war aber nie auch nur am Rande der Abhängigkeit. Ich habe mit 14 Hermann Hesse gelesen und mit 16 angewidert aufgehört. Die Schule hat mir im Großen und Ganzen Spaß gemacht, und ich war ein im Großen und Ganzen angenehmer Schüler und Schulfreund. Ich habe Sprachreisen mitgemacht, mein ganzes Geld für Schallplatten ausgegeben und zusätzlich Kleidungsgeld, das mir meine Eltern gaben, für die Anschaffung von noch mehr Schallplatten veruntreut. Als die CD auf den Markt kam, habe ich mir einen CD-Spieler gekauft, und seit es DVDs gibt, hat mein Videorecorder Pause. Ich verfüge über einen ISDN-T-Net-Supermodern-Telefonanschluss, mit dem ich gleichzeitig im Internet spielen und telefonieren kann, was selten vorkommt, eine Freisprechanlage im Auto, ein Bündel Kreditkarten und Online-Banking. Ich habe kein schlechtes Gefühl, wenn ich Produkte aus dem Werbefernsehen kaufe.

Ich bin erfolgreich. Aber irgendwas ist schief gegangen.

Ich sitze in einem bequemen Ledersessel, und mein Herzspezialist sagt zu mir:

«Ob Sie jemals wieder tauchen können, kann ich Ihnen nicht versprechen.»

Ich bin 33 Jahre alt.

«Hallo.»

«Wer ist da?»

«Ich bin's.»

«Ach.»

«Weißt du, was passiert ist?»

«Ja, ich hab's so gehört im Groben. Wie geht's dir denn?»

«Na ja, den Umständen entsprechend.»

«Und wie kann ich dir helfen?»

«Ich wollte mich bei dir bedanken.»

«Wofür?»

«Du hast mein Leben gerettet.»

«Ach, hör doch auf, so einen Blödsinn zu erzählen. Du hättest dich ruhig mal melden können, vorher.»

«Ich weiß.»

«Na, dann ist ja gut.»

«Soll ich dich nochmal anrufen?»

«Musst du selber wissen.»

Also, das geht ja schon mal gut los:

Kein Parkplatz.

Kein Zimmer mit Meerblick.

Keine Möglichkeit, den DVD-Player an den Fernseher anzuschließen.

Willkommen in der Curschmann-Klinik, Timmendorfer Strand. Es meldet sich zur dreiwöchigen Herzinfarkt-Reha Patient Zimmernummer 501.

Mein neues Reich: ein Zimmer mit Krankenbett, Schreibtisch, Ledersessel, Hocker und Ausblick auf die herrliche schleswig-holsteinische Sommerlandschaft und die Dächer des Ostsee-Ferienparadieses Timmendorf. Da, wo «Lagern zwischen den Strandkörben» von der Kurverwaltung verboten ist und das angesagteste Café-Restaurant des Ortes neckisch «Café Wichtig» genannt und von passendem Publikum besucht wird.

«Na dann, woll'n wir erst mal Blutdruck messen, Fenster schön weit aufreißen und mal bisschen ausruhen, oder?»

Was bisher geschah:

Als mein Großvater seinen ersten Infarkt hatte, war er drei Wochen im Krankenhaus und musste absolute Ruhe einhalten. Ich wurde nach einer guten Woche entlassen, und da hatte ich schon meine ersten Fluchtversuche hinter mir.

Zwei Tage Intensivstation an jeder Menge Schläuchen und Überwachungskabeln. Der Katheter besser noch im Bein, man weiß ja nie …

Das bedeutet: Keine Möglichkeit, sich umzulegen, umzudrehen, umzubetten. Wenn der Schlauch die Arterie aufreißt, gibt das die Schweinerei des Jahres, bei den ganzen Blutverdünnern.

An Tag drei verbesserte sich die Lage, insofern ich auf eine normale Station verlegt wurde und endlich mal wieder auf eine Toilette gehen konnte.

An Tag Nummer fünf entfloh ich zum ersten Mal der Klinik und versuchte, in St. Georg ein alkoholfreies Bier zu trinken. Die Aktion musste wegen Kreislaufversagens abgebrochen werden. Am nächsten Tag gelang es dann doch, und ich konnte meinen Besuch ab sofort von 11 bis 18 Uhr auf der Caféterrasse der Klinik und am Abend dann beim Italiener empfangen, was die Länge der Besuche deutlich ausdehnte.

Acht Tage nachdem ich einen schweren Vorderwandinfarkt erlitten hatte, wurde ich mit den besten Wünschen aus der stationären Behandlung entlassen. Ich hatte eine Empfehlung für die Curschmann-Klinik in der Tasche und durch Nichtstun 450 Euro Krankenhaus-Tagegeld verdient. Das gab ich nach über einer Woche Konsumentzug stante pede bei Saturn für DVD-Filme wieder aus.

Zu Hause fütterte ich meine Leguane und ließ mir von ihnen die Unterarme zerkratzen, sodass ich aussah, als ob ich einen Selbstmordversuch hinter mir hätte. Bis zu meiner Abreise nach Timmendorf verließ ich die Wohnung nur, um Rucolasalat für die Tiere zu holen und einmal, um mit meinen Freunden auf den Dom zu gehen und Bier zu trinken. Ansonsten sah ich fern, telefonierte sehr häufig mit der Redaktion und mischte mich ein bisschen ein.

In der Curschmann-Klinik bekommt jeder Patient ein fotokopiertes Heft mit gelbem Umschlag, das alle Patienten das Gelbe Heft nennen. Jeden Tag hat man verschiedene Anwendungen, aber meist nicht mehr als drei. Ins Gelbe Heft werden alle Termine eingetragen, damit man nicht durcheinander kommt. Der Altersdurchschnitt liegt bei etwas über 60 – also rund 30 Jahre mehr, als ich alt bin.

Eine Freundin schenkt mir ein Buch. «Gut leben nach dem Herzinfarkt». Ich blättere es durch. Ich stelle fest: Ich bin hier nicht die Zielgruppe.

Das Buch ist nur drei Jahre alt. Es werden Fragen gestellt wie: «Kann ich nach dem Infarkt wieder Auto fahren?» Oder: «Wie ist das mit der leidenschaftlichen Liebe?» Oder: «Zurück in den Beruf?» Es werden Fragen gestellt, die ich mir nie gestellt hätte, weil für mich die Antwort in allen Fällen eindeutig ja lautet.

Ich hatte nie Angst vor einem Herzinfarkt und nehme mir vor, auch in Zukunft keine Angst davor zu haben. Mein Infarkt war ein Betriebsunfall. Nicht mehr. Nicht weniger.

Ich war im Krankenhaus. Ich hatte Beschwerden. Die Ärzte haben die Ursache gefunden. Sie haben die Ursache weggesprengt mit dem Katheter, und sie haben einen Stent eingesetzt. Sie haben ordentliche Handwerkerarbeit verrichtet.

Ich bin repariert. Ich bin gesund.

«**G**uten Tag», sagt der Oberarzt.

«Das freut mich sehr», sage ich und strecke ihm aus meinem Lederliegeentspannungssessel die Hand entgegen.

Er ist ein Mann mit sanften Knopfaugen und dunklen Haaren. Er wirkt melancholisch und ist mir auf den ersten Blick sympathisch.

«Sie sind zu jung für einen Herzinfarkt», sagt er.

«Ich habe mir das nicht so ausgesucht.»

«Wir werden uns bei Ihnen in erster Linie auf die Forschung nach den Ursachen für Ihren Infarkt konzentrieren. Sie werden häufig untersucht. Nehmen Sie an den physiotherapeutischen Übungen teil, auf die Sie Lust haben. Sie sind wirklich zu jung für einen Herzinfarkt.»

Er selbst ist nicht viel älter als ich.

Am nächsten Tag trägt er in mein Gelbes Heft meine drei persönlichen Hauptrisikofaktoren ein. Es sind:

– Rauchen
– Genetische Veranlagung
– Lebensstil (Stress)

Keiner davon überrascht mich.

WARUM ICH? Blöde Frage.

Nikotin ist ein Nervengift. Die Arterien ziehen sich zusammen. Die Arterien weiten sich. Die Arterienwände werden brüchig. Winzig kleine Risse in den Wänden. Darauf lagert sich Plaque ab. Schrott, der durch das Kreislaufsystem gespült wird. Woher kommt der Schrott? Wir essen ihn, wir atmen ihn ein. Der Schrott wird hart. Unter dem Schrott sammelt sich Fett – Cholesterin. Das ist normal. Doch wir essen zu viel Fett. Flüssigschrott blubbert unter der Plaquedecke. Wie ein Vulkan, erklärt der Arzt. Der Flüssigschrott drückt – und platzt. Das Plaque stellt sich quer – in die Blutbahn. Das Blut ist dick, vom Stress. Naturreflex, erklärt der Psychologe, uralte genetische Verteidigungsmaßnahme: Bei Stress wird Adrenalin ausgeschüttet. Wir können schnell laufen, das Blut wird dicker. Damit es nicht so schnell aus der Wunde schießt, die der Säbelzahntiger dir gleich in den Bauch reißt. Dauerstress gleich dauerdickes Blut. Das trifft auf die Plaquebarriere und verstopft die Bahn. INFARKT. Alles ganz logisch.

Warum ich? Blöde Frage.

«Ja?»

«Ich bin's.»

«Oh, wie geht's dir?»

«Geht schon.»

«Wo bist du?»

«Ich bin in Timmendorf.»

«Schön.»

«Hält sich eigentlich eher in Grenzen.»

«Was sagen die Ärzte?»

«Na, die denken, das das schon alles wieder wird. Die Narbe ist winzig klein. Kein Problem.»

«Am Bein, oder wo?»

«Nicht die vom Katheter, die am Herzen.»

«Oh.»

«Also, ich bin ja sowieso nicht die Sportskanone. Die sagen, ich werde davon nichts merken.»

«Musst du dein Leben ändern?»

«Frag nicht nach Sonnenschein …»

Rauchen. Risikoursache Nummer eins. Ich war noch nicht wirklich aus der Betäubung zurück, da hat mir die Schwester schon geflüstert, als die Marlboro aus der Tasche fielen: Das wär dann wohl vorbei.

Nach 19 Jahren. Ich habe lange geraucht. Ich habe gerne geraucht. Ich habe viel geraucht.

Ich habe angefangen, da war ich gerade 14 Jahre alt, und es war Peter Stuyvesant, der mindestens 950 meiner 1000 Frühpubertätsängste verscheucht hat. Ich habe aufgehört zu schwitzen. Ich habe aufgehört, an den Nägeln zu kauen. Ich habe aufgehört, dumm rumzustehen. Ich habe aufgehört, Blödsinn zu reden. Ich sah plötzlich cool aus. Ich hatte einen Zauberstab zwischen meinen Fingern, der mich zu einem Mann machte in dem Alter, in dem es so wichtig war, einer zu sein.

Ich habe Millionen Mal drüber nachgedacht, wie schädlich Rauchen ist. Ich habe nie ernsthaft darüber nachgedacht, aufzuhören.

Raucheralltag. Du bekommst Panik, dass du keine Ersatzschachtel dabeihast. Du bekommst Angst, dass du kein Feuerzeug griffbereit hast.

Du hustest morgens, und du hustest nachts. Du hörst beim Einschlafen deine Bronchien rasseln. Du kannst keine 100 Meter mehr rennen. Du wachst jeden Morgen mit einem strubbeligen Nikotinkater auf. Und du findest das alles vollkommen normal. Du bist Raucher.

Aber auch: vorm Einschlafen, um ruhig zu werden, beim Telefonieren, um Power einzusaugen. Zum Kaffee, nach dem Essen. Mit Bier. Am Steuer. Beim Musikhören. Die Zigarette danach, die letzte, hektische davor. Bei Sonnenuntergang. Unter dem Vollmond.

Es knistert, der erste Rauch kräuselt sich auf ganz spezielle Weise in die Luft.

Ich rauche IMMER so:

Ich inhaliere zuerst einen kräftigen Zug, der so tief ist, dass ich den Tabak an der Spitze verbrennen höre. Der Trick ist, den Rauch nicht gleich in die Lungen zu bugsieren, sondern erst eine winzige Sekunde im Mund abkühlen zu lassen.

Der Rauch fließt träge durch meine Luftröhre, ich schmecke seinen kühlen Geschmack auf dem Gaumen. Das kleine Kratzen an den Bronchien empfinde ich dabei sogar eher als angenehm. Meine Lungen sind voll, richtig voll gesaugt. Ich halte einen Moment an und atme dann gleichmäßig aus.

Ich habe meinen Vater ziemlich jämmerlich am Rauchen zugrunde gehen sehen. Er hatte Lungenkrebs und starb, als die Metastasen sich ihren Weg bis in sein Rückenmark gebahnt hatten. Dort wucherten sie an drei Punkten zu großen Tumoren, die Teile seiner Nerven außer Funktion setzten. Die letzten Monate seines Lebens konnte er nicht mehr gehen und wusste, dass er nie mehr gehen können würde. Dazu kamen unglaubliche Schmerzen und die Qualen einer Chemotherapie.

Ich habe ihn, zusammengefallen, dürr, mit verzerrtem Gesicht und Tränen in den Augen, nach seiner Mutter schreien hören.

Ich habe an dem Samstagmorgen, bevor er starb, früh und lange an seinem Bett gesessen. Wir haben über unsere Gefühle füreinander gesprochen. Nicht zum ersten Mal. Aber wir wussten beide: zum letzten Mal.

Mein Vater rauchte bis zum Morgen seines Todes. Und ich habe am Nachmittag seine halb volle Schachtel leer geraucht.

Zigaretten töten mich.

So oder so.

Ich wünschte, ich könnte in diesem Moment eine Zigarette in den Fingern halten.

Also «Gut leben nach dem Herzinfarkt». Auf dem Titel zwei radelnde Senioren in Freizeitdress und mit Kukident-Grinsen, die zeigen, dass das tatsächlich möglich ist. Die meisten meiner Mitpatienten in der Curschmann-Klinik hatten sich vorgenommen, genauso auszusehen, genauso zu leben, genauso nach Hause zurückzukommen.

Man trägt Shorts, Poloshirts und Sandalen.

Die eine Hälfte der Patienten marschiert mit weißen Socken und Ledersandalen in Richtung neues Leben.

Die Manager gehen barfuß in ihren Sandalen.

Die Manager tragen auch häufig ganz lässig T-Shirts von Regatten auf Aruba oder Curaçao. Die Manager haben alle jede Menge Haare auf der Brust, und zwar schlohweiß auf braun gegerbt. Die Manager sind tapfere Jungs, so drei, vier, fünf Jahre vor der Rente, die sich einreden, das hier sei auch nichts anderes als ein Vierwochentrip in einem Abenteurerclub. Die Manager wollen alle wieder zurück an ihre Schreibtische.

Die Manager tragen ihr Gelbes Heft geknickt in der Brusttasche, die Manager sind die Ersten, die morgens beim Wassertreten in der Ostsee stehen. Die Manager kaufen jeden Morgen vier Tageszeitungen.

Einer wollte seine mal beim Frühstück lesen. Da hat er Ärger bekommen.

«Sehen Sie hier irgendjemanden Zeitung lesen?»

«Nein. Aber es stört doch niemanden.»

«Doch.»

«Und wen?»

«Ihre Gesundheit. Es gibt keinen Grund, hier zwei Dinge gleichzeitig zu tun. Sie haben nachher wirklich noch jede Menge Zeit, in Ruhe zu lesen.»

Der Manager faltet die Zeitungen, legt sie zur Seite und liest heimlich doch schon mal den Aufsetzer am Fuß der ersten Seite der «Welt», die es hier, wie überall auf diesem Planeten, natürlich kostenlos gibt.

Die Manager wundern sich kein Stück, dass sie hier sind. Es ist sogar eher so, als hätten sie ihre Taschen zur Abreise schon vor langer Zeit gepackt, so wie eine Schwangere für die Nacht der Entbindung.

Sie nicken sich freundlich zu. Und kalauern halb witzig vor sich hin, begrüßen sich mit *Moin, Moin* und lachen dazu. Immer wenn eine Anwendung zu spät stattfindet, gucken die Manager so halb ernst auf die Uhr und sagen:

«Nanana, von Pünktlichkeit haben die hier aber auch noch nichts gehört.»

«Überlegen Sie mal, warum wir hier als Patienten sind und die als Personal und nicht umgekehrt», sagt einer.

Touché.

Die Manager haben ihre Ehefrauen vor Ort in den Pensionen eingemietet und machen abends lange Spaziergänge. Man isst außerhalb. Man bekommt Besuch von den Kindern am Wochenende.

«Paps, du siehst schon wieder blendend aus.»

«Paps, Grüße von Andreas, aber er musste noch in die Kanzlei.»

Man grüßt sich von dem und von dem, und schließlich grüßt mich auch einer von einem anderen und ich lasse zurückgrüßen, und von dem Moment an gehöre ich zu ihnen. Jetzt habe ich Gesprächspartner.

Die Manager-Risikofaktoren sind alle gleich. Die meisten haben geraucht, die meisten aber haben ein anstrengendes Privatleben, weil sie entweder eine anstrengende Segelyacht oder eine anstrengende Geliebte haben. Dazu kommt der Arbeitsstress, natürlich.

Und der geht so: Du bist der oberste Chef. Du sollst entscheiden. Du entscheidest. Der Besitzer des ganzen Ladens entscheidet anders. Dann hast du im besten Fall dein Gesicht und den Spaß an der Arbeit verloren, im schlechtesten Fall einen Herzinfarkt.

Wenn Segelyacht, Geliebte und Job zusammenkommen, bestraft dich dein Körper irgendwann mit Bypass.

Die Bypassoperation ist eine Routineoperation für Fälle, in denen das Herz eigentlich schon verloren hat. Wenn die Adern undurchsprengbar verstopft sind, legen die Ärzte Umleitungen um die Blockaden. Die werden aus körpereigenen Venen hergestellt, die dem Bein entnommen werden.

Zurück bleiben zwei große Narben. Die eine verläuft entlang des Oberschenkels. Die zweite teilt die Brust in der Mitte in einen Ost- und einen Westteil. Kurz nach der Operation kann man noch sehr schön die Fleischwölbung sehen, die entsteht, wenn der Chirurg mit einer Säge das Brustbein öffnet, und die dicken, blutschwarzen Fäden, mit denen diese Öffnung dann wieder verschlossen wird.

Ich bin, was meinen Körper betrifft, alles andere als eitel. Aber diese Narben haben mir zu denken gegeben.

Es gibt also Bypasspatienten (im Jargon «Operierte») und Infarktpatienten («Nichtoperierte»). Die Operierten werden ein bisschen besser behandelt und bekommen so viele Massagen verschrieben, wie sie möchten.

Man kommt ins Gespräch.

Einer ist verlassen worden, nach 13 Jahren Ehe, und hat in der ersten Nacht alleine seinen Infarkt bekommen. Er hat sich nicht getraut, den Notarzt anzurufen, und ist einen Tag mit Schmerzen bis zum Umfallen durch die Gegend gelaufen. Auf St. Pauli ist er zusammengebrochen.

Einen nenne ich den Bulgaren. Er ist Alkoholiker, er riecht, er ist unangenehm und brabbelt in einer seltsamen Sprache. Er macht zotige Witze und hat sogar vier Tage mit seinem Infarkt in der Brust gelebt. Viel ist von seinem Herzen nicht mehr übrig.

Ein anderer ist so ein weibischer Typ mit grauem Vollbart und wässrigen Augen. Er läuft den ganzen Tag in Badelatschen, Adidas-Shorts und Batik-T-Shirt durch die Gegend.

In der Gruppentherapie muss sich jeder vorstellen und sagen, warum er seinen Infarkt bekommen hat. Mr. Batik beklagt sich, zu viel Freizeit zu haben.

Er sei Umwelttechniker und zur Zeit «Arbeit suchend». Was für ein hübscher, positiver Begriff für arbeitslos. Der freut sich sicher schon darauf, dass es bald Job-Center und nicht mehr Arbeitsamt heißt.

Die Manager und ich staunen nicht schlecht.

Wir müssen täglich Übungen machen, Psycho und Körper. Schon morgens um 7 Uhr geht es los. Wir sind alle verschlafen, tun aber fit. Wir marschieren zum Strand, und alle erst mal: Einatmen, ausatmen, kühl heute, was?

Dann stellt die Physiotherapeutin ihren Ghettoblaster an, und schon dröhnt eine Best-of-Dieter-Bohlens-Lebenswerk-CD über die Ostsee. Wir stehen da und schämen uns in den Sand. Vor allem, weil die Therapeutin uns zu ihren blöden Übungen anfeuert wie eine Horde Kindergartenkinder.

So:

«Und jetzt heben wir alleeee den Fuuuuhuuuß.»

«Und jetzt mal alle Entspaaaaahannen.»

«Und jetzt sind wir alle ganz WACH!»

Mr. Batik und einige andere finden das natürlich superklasse. Mr. Batik und einige andere versuchen, sich im Rhythmus der Musik zu bewegen. Krankheit als Chance.

Die Manager und ich gucken uns die Augen und wollen woanders sein.

Immer am Ende der «Übungsgruppe» dürfen wir Wasser treten in der Ostsee. Das wird seit Generationen von Curschmann-Patienten als Höhepunkt der Sache betrachtet.

Einer tut mir besonders Leid. Ich stelle mir das so vor: Dieser Typ, vernarbt-poriges Dickgesicht mit schütterem Fetthaar, das über die Ohren gekämmt wird. Also dieser Typ, immer mit seinen weißen Oberhemden, super gebügelt, perfekt gestärkt. Dieser Typ mit seiner schwarzen Stoffhose und dem Jackett, das er immer sorgfältig ablegt.

Wir sind bei der Nachmittagsgymnastik, und die Aufgaben, die uns gestellt werden, gehen ungefähr so:

«Bewegen Sie abwechselnd Ferse und Ballen des rechten und linken Fußes auf und ab.»

Oder:

«Jetzt lassen wir mal den rechten Arm an unserem Oberkörper entlangkreisen.»

Dieser Typ kann es einfach nicht. Er kann sich nicht bewegen. Er weiß gar nicht, was die Physiotherapeutin will.

Ich wette, der Typ ist so ein Busfahrer-Clan-Patriarch aus Niedersachsen. Sein Leben lang erst im Bus selber von Hannover nach Italien und wieder zurück. Sieben Tage die Woche, 24 Stunden am Tag, immer auf Achse. Dann jahrelang in der Busunternehmer-Zentrale am Funk gesessen. Alles organisiert. Gern mal einen gehoben mit den Fahrern. Kennt jede Radarfalle. Lässt sich nur mit massiver Gewalt dazu überreden, dem Jungen den Laden zu übergeben.

Dann.

Zack.

Herzinfarkt.

Keinen Tag krank gewesen und dann Reha-Klinik. Die spinnen ja wohl.

«Vater, hör doch auf die Ärzte, hat doch sonst keinen Zweck.»

Na gut. Und jetzt sitzt er hier, mit seinen dunklen Herrensocken und weißem Hemd und schwarzer Hose und Hosenträgern, in der Turnhalle der Curschmann-Klinik, breitärschig, vom Leben auf dem Fahrersitz eines Magirus-Busses platt gesessen, und soll zu dämlicher Bohlen-Musik den Kindergarten-Anweisungen einer kaum Deutsch sprechenden Therapeutin folgen?

«Also, dass der Chef das noch erleben muss.»

«Der kommt nicht mehr zurück.»

Die Manager und ich betrachten ihn mit Abscheu und Mitleid.

Es gibt wenige Frauen in der Curschmann-Klinik, vielleicht fünf oder sechs zu der Zeit, als ich dort bin. Sie schämen sich ein bisschen mehr als die Männer, vor allem, wenn sie eine Bypassoperation über sich ergehen lassen mussten. Bei den Anwendungen sind sie allerdings mit Feuereifer dabei. Bei fast allen ist Übergewicht der Grund für den Infarkt, und das wurde vorher schon mit Gymnastikgruppen zu bekämpfen versucht.

Eine von ihnen ist eine patente Madame, vielleicht 45 Jahre alt. Ihr Problem: Sie schafft es nicht, von den Zigaretten zu lassen. Mit zwei Männern trifft sie sich öfter an einer Parkbank, da raucht sie dann eine Schachtel im Akkord. Die Bank liegt in Sichtweite der Curschmann-Rezeption. Die Ärzte sehen, wie die Frau raucht. Das ist ihr kleiner Trotz gegen den Infarkt.

Meiner ist, nicht in der Klinik zu essen, kein einziges Mal. Ich kann mich nicht überwinden, in diesen Altersheimsaal zu marschieren und mich mit den anderen um das Rohkostbüfett zu stellen, dann eine halbe Stunde auf das Tellergericht zu warten, das natürlich ohne alles gekocht wurde, was Essen von Fressen unterscheidet. Also vor allem Butter und Sahne. Anschließend gibt es Dessert, das ist eine Art Mousse ohne Mousse, ein getreidiges Pulver-Pudding-Gemisch. Da ich ohnehin keine Süßigkeiten mag, ist mir das noch am ehesten egal. Doch am schlimmsten ist die Atmosphäre. Alle essen gleichzeitig, alle essen unter Neonlicht, alle unterhalten sich über die gleichen Anwendungen. Allein dieses Geschlurfe, der Sound of Sandale auf Linoleum.

Ich wandere stattdessen ins Café Wichtig und esse da auf meine Art jeden Tag das Gleiche: Pasta, Krabbenbrot, großes Müslifrühstück, Schnitzel, Luxus-Currywurst, Meerrettich-Matjes.

UND WAS IST MIT DEM CHOLESTERIN?

Sorry, aber das ist nicht meine Risikogruppe! Eier waren noch nie mein Ding. Außer Ostern. Ich darf also essen. Ist doch immerhin etwas, oder nicht?

«Hier Timmendorfer Strand, Patient Nummer 501.»

«Hi. Ich hab nur ganz wenig Zeit.»

«Schade, ich hab nämlich jede Menge Zeit.»

«Ruf mich später nochmal an. Oder morgen.»

«Klar.»

Genetische Veranlagung. Risikoursache Nummer 2.

Mein Großvater hatte drei Herzinfarkte. Mit seinem ersten lag er wochenlang in der Klinik.

Ich war vielleicht vier Jahre alt und verstand nur Begriffe. HERZINFARKT – STERBEN? – OPERATION – KRANKENHAUS.

Ich hatte noch viele Jahre einen besonders schlimmen Albtraum. Mein Großvater, zu dem ich ein ausgesprochen gutes Verhältnis hatte, war darin die Hauptperson.

Er ist unglaublich dünn.

Er wird von Indianern verfolgt.

Wir finden blutige Spuren auf einem schmalen, gebirgigen Grat.

Wir kommen näher.

Da sind die Schwarzfußindianer.

Mein Großvater: sein Kopf vogelhager. Seine Glieder: dürr. Er hat keinen Körper. Nur ein rotes Schild, wie eine Emailwerbung. Darauf steht in verschnörkelter Schrift:

Herzinfarkt

Dieser Traum verfolgte mich so sehr, dass ich mit Fingerfarben Bilder davon gemalt habe. Herzinfarkt war ein Familienwort.

Den zweiten Herzinfarkt nahm er hin. Am dritten starb er mit 72 Jahren. Ich kann mich gut an die Beerdigung erinnern.

Mein Vater litt unter Angina Pectoris. Der kleinen Schwester des Herzinfarkts. Chronische Vermüllung der Herzkranzgefäße, die sich zusammenkrampfen, wenn wieder ein dickerer Müllbrocken angeschwommen kommt und die Ader verstopft. Dann kommt es zu: Beklemmungen in der Brust. Engegefühl. Kalter Schweiß. Angstattacken. Man muss immer ein rotes Nitrospray dabeihaben, wie die Gymnastiklehrerinnen in der Klinik. Wenn's wehtut, sofort sprayen. Wenn man sein Spray vergessen hat: Herzinfarkt.

Bei meinem Vater hat die Zeit dann wohl nicht mehr gereicht. Mein Vater ist ja nur 54 Jahre alt geworden.

Viel gesprochen wurde über diese Sachen nicht. Und auch nicht viel nachgedacht. Denn ehrlich gesagt: Trauen Sie Ihrem Herzen? Ich meinem nicht. Noch nie. Ein großer Muskel, der sich 24 Stunden am Tag zusammenzieht und dann wieder entspannt, im Sekundentakt, auf Lebenszeit. Kennen Sie Muskelkrämpfe? Eben. Warum nicht auch an dieser Stelle? Ich habe kein Vertrauen – jetzt erst recht nicht. Er hat ausgesetzt. Dass kann jederzeit wieder passieren, oder nicht?

Horchen Sie in Ihren Körper! Wo schlägt das Herz? Etwas links von der Brust. Klar. Aber auf welcher Höhe? Wie tief in Ihrem Körper? Also, mir macht das Angst.

Ich spüre häufig so ein Zucken in der linken Seite. Manchmal ein Stechen, oft schrecke ich nachts auf und bin panikwach. Was für eine Ironie: Nur an dem Morgen, als ich tatsächlich einen Herzinfarkt hatte, habe ich an alles Mögliche gedacht, aber nicht daran.

Jetzt bin ich repariert und guter Hoffnung. Das Zucken ist noch da, aber ich vertraue den Medikamenten.

Ich nehme folgende Pillen: morgens einen Blutverdünner, mein hervorragendes Psychopharmakum Seroxat, einen Betablocker. Außerdem Folsäure und Vitamin B12, die sollen die Ausschüttung eines bestimmten Stoffes eindämmen, von dem ich dreimal so viel im Blut habe wie normal ist. Der Stoff ist für den Aufbau von neuem Gewebe zuständig. In meinen porösen Arterien kann das zu Verstopfungen führen. Mittags gibt es ein weiteres Herzmittel und abends noch ein Medikament namens Sortis, das den Cholesterinspiegel in Schach hält.

«Ihr Blut ist hervorragend eingestellt.»

Sagt mein Arzt. Wie sich das anhört: Ihr Blut ist eingestellt. Das hört sich genauso an, wie es ist: Diese Tabletten schlucken Sie den Rest Ihres Lebens. Und: Ohne die Tabletten backt Ihr Blut an den Blutbahnen wie klebriger Zucker an Popcorn.

Eine SMS von meiner Schwester: *Habe mein Blut testen lassen. Erblich bedingt stark Thrombose-gefährdet.*

Das bedeutet: Klumpenalarm in ihren Blutbahnen. Herzlich willkommen im Club. Hör auf zu rauchen und lass dein Blut hervorragend einstellen, Schwesterchen!

«Lass uns Spielregeln festlegen.»

«Regeln? Wofür brauchen wir Regeln?»

«Für uns, wie wir miteinander umgehen.»

«Quatsch.»

«Ist mir aber wichtig.»

«Und wie soll das deiner Meinung nach aussehen?»

«Keine SMS, kein Warten auf Briefe, keine Anrufe mitten in der Nacht, kein Druck.»

«Hmm.»

«Bitte, lass es uns so versuchen. Erst mal.»

Ich habe Glück. Weil es Hochsommer ist, kann ich meinen Besuch erst auf der Terrasse des Cafés in St. Georg und dann später im Café Engels-Eck in Timmendorf empfangen. Dort muss niemand mit einer Flasche Traubensaft verlegen auf den Fluren rumdrucksen, Krankenhausmuff schnüffeln oder von Schwestern in die Irre geschickt über linoleumbelegte Gänge schlurfen.

Der dickste Blumenstrauß kam vom Vorstand, da war ich noch komplett verkabelt.

Dazu ein Brief – der Vorstandsvorsitzende ist vierzig.

Mein Chefredakteur ruft an. Der Verlagsdirektor ruft an, der Anzeigenchef ruft an. Hier wird ein Anruf aus dem Senat durchgestellt. Dort erkundigt sich der Justizchef, da klingelt es wieder – der Leiter der Journalistenschule.

Freunde und Bekannte rufen an, die ich fast vergessen hatte. Der Herzinfarkt – wie ein Lauffeuer über Noch-Bekannte, alte Schulfreunde, erkaltete Job-Seilschaften verbreitet.

Meine Sekretärin ruft an.

«Komm vorbei, ich brauch dich hier.»

Denn die Schwestern weigern sich, mir weitere Gespräche durchzustellen. Ich blockierte das Stationshandy, heißt es. Der Typ neben mir tut mir schon fast Leid. Er bekommt nur einmal Besuch, von seiner Frau.

Ich bekomme irrsinnig viel Besuch. Die meisten sind jünger als vierzig. Jeder denkt sich: Und morgen erwischt es dich. Und jeder will von mir hören, worauf er achten muss am Morgen. Ob es ein Kribbeln ist oder ein Ziehen? Wie die Schmerzen sich anfühlen, wie die Operation verläuft. Wie lange man in der Klinik bleibt und wie es dann weitergeht.

Der Große Stellvertretende Herzinfarkt hält Hof. Hören auch Sie seine Geschichte!

Ich erzähle meine Geschichte tausendmal.

Der erste Besuch kommt um acht Uhr morgens. Der letzte geht um zehn Uhr abends.

Am Morgen nach meinem Herzinfarkt habe ich geweint. Danach nie mehr.

Ich spreche so viel darüber, dass es nicht mehr meine Geschichte ist, sondern *eine* Geschichte.

Ich habe keine Angst mehr.

Ich gewöhne mich an das Leben im Krankenhaus. Ich mag die Schwestern, ich mag die Pfleger. Sie kommen gut mit mir aus, weil ich selbständig bin. Kein Wunder, die meisten anderen Patienten sind Greise.

Manchmal sind die Pfleger sauer. Weil ich immer so spät zurück ins Zimmer komme. Weil man nie weiß, wo ich bin. Immerhin: Ich rauche nicht heimlich im Zimmer.

Ein Redakteur ruft an. Er kann gut mit dem Senator.

«Er will dich besuchen.»

«Ist mir recht.»

«Dann kommen wir morgen um zwei. – Du?»

«Was?»

«Bist du vorzeigbar?»

Unverschämtheit.

Der Senator trägt einen beigen Sommeranzug. Der Senator ist braun gebrannt vom Urlaub an der Ostsee. Der Senator soll auch in Spanien gewesen sein. Segeltörn mit einem Wirtschaftskriminellen. Der Senator sagt:

«Blödsinn.»

Also, so hatte er sich das ja nicht vorgestellt. Er dachte, ich liege unrasiert im Bett und wäre nicht vorzeigbar.

«Die Schläuche sind schon lange ab.»

«Ach?»

«Nur drei Tage.»

«So schnell geht das?»

«Mittlerweile schon.»

Der Senator ist sauer auf die Rettungsmannschaft, die den Infarkt nicht erkannt hat. Der Senator verspricht Aufklärung. Ich sage:

«Ist doch egal. Ich lebe ja noch.»

Wir sitzen auf einer Terrasse. Die Sonne brennt. Der Kaffee ist ganz passabel. Dem Senator gefällt's. Der Senator kommt in Plauderlaune. Da kommt ein Patient, der ihn erkennt.

«Weiter so, weiter so.»

«Jaja.»

«Ich habe Sie gewählt.»

«Jaja.»

«Ein Autogramm.»

«Okay …»

Der Senator gibt mir Tipps aus dem Herzinfarkt-Patienten-Besuchs-Handbuch:

«Mach mal langsamer.»

«Kümmer dich nicht um jeden Mist.»

«Lass dir ein dickeres Fell wachsen.»

«Lass nicht immer alles an dich ran.»

Er hat das ganz gut drauf. Als er geht, frage ich, ob er noch ins Büro muss.

«Nö. Ist ja irgendwie auch Arbeit hier.»

Ich mag ihn trotzdem.

Meine Schwester ruft an. Alles schon organisiert. Alarmanruf, Zugverbindung, Taxi bis zum Krankenhaus. Da ist sie ja. Bringt das Notwendigste. Bringt noch mehr. Gibt mir keine Zigarette. Blödine.

Mutti ist irgendwo in Afrika. Mutti ist ein paar Tage nach ihrem letzten Arbeitstag mit einer Reisegruppe nach Windhoek geflogen und arbeitet sich jetzt in Richtung Etoscha-Pfanne hoch.

Wir diskutieren.

«Lass sie in Ruhe. Sag ihr nicht Bescheid. Wenn sie das hört, kommt sie sofort. Und hier kann sie mir auch nicht helfen.»

«Ich sag's ihr. Das ist kein Spaß. Die flippt aus, wenn wir ihr nichts sagen.»

«Tu, was du nicht lassen kannst.»

Mutti bleibt ruhig. Mutti bleibt in Afrika. Meine Schwester bleibt in Hamburg. So ist das in unserer Familie geregelt.

Füreinander sorgen.
Einander zuhören.
Keine Ferngespräche vor 18 Uhr.

Jasmin kommt. Jasmin hieß früher Blümchen.

Sie stellt einen Karton auf den Tisch. Ich packe aus und gucke ratlos. Vor mir steht ein Gemüsesaft.

Jasmin erklärt: Man kann ihn nur bestellen. Man muss jeden Tag einen Fingerhut voll trinken. Sie tut das schon seit Monaten und ist seitdem nicht mehr krank geworden. Wenn diese Flasche leer ist, gibt sie mir natürlich die Adresse, wo ich ihn weiterhin beziehen kann.

«Und das Beste», sagt Jasmin.

«Ja?»

«Er hat einen Magneten unten an der Flasche. Dann kann er nicht umkippen.»

Jasmins Begleiter und ich sehen uns an. Flaschen kippen nicht um. Ob mit oder ohne Magneten.

«Ihr Idioten.»

«Bitte?»

«Umkippen nicht wie Fallen, sondern wie ein Gewässer, das nicht genügend Sauerstoff hat. Habt ihr in Bio denn überhaupt nicht aufgepasst?»

Der Saft sieht aus wie das, was Möhren pinkeln würden, wenn Möhren pinkeln würden. Jasmin mag ich allerdings wirklich gern. Eine Kollegin hatte mir gestern eine kleine Flasche Jägermeister mitgebracht. So gehen die Meinungen über Therapie auseinander.

Ein Brief. Ein Kollege.

Mein Lieber,
was hört man für Sachen? Da sitzt man mit Ihnen zusammen und plaudert aufs Angenehmste, und kurze Zeit später sorgen Sie nicht nur bei sich selbst, sondern auch bei uns hier für höchste Aufregung. Ich bin ein Kollege, seit vielen Jahren im Geschäft. Ich kenne Sie nicht allzu gut, aber ich kenne unsere Branche. Das, was Ihnen zugestoßen ist, bestürzt mich, aber wenn ich ehrlich bin, überrascht es mich nicht sonderlich.
Ich bin in Gedanken oft bei Ihnen. Helfen kann ich nicht, das müssen Sie schon selber machen.
Dabei alles Gute, wünscht Ihnen …

Ein Brief. Ein Freund.

Alter,
Mensch, was für eine Scheiße. Ich denke oft an dich, und ich habe nicht die geringste Ahnung, wie es dir geht. Ich hoffe, einigermaßen gut. Du im Krankenhaus, kann ich mir gar nicht vorstellen. Wahrscheinlich mit drei Telefonen und voll in Action. Ich kenn mich nicht aus mit diesen Sachen, aber: Lass das sein, das bringt's nicht.
Komm mich besuchen, wann immer du willst. Und pass, verdammt nochmal, auf dich auf.

Ein Brief. Der Vorstand.

Lieber Herr …
Gerade habe ich von Ihrem Herzinfarkt erfahren. Wichtiger als alles, was die Arbeit betrifft, ist nun, dass Sie wieder

vollständig gesund werden. Nehmen Sie sich dazu die Zeit, die Sie brauchen.

Mit freundlichen Grüßen

«Hast du schön gehört? Du bist gefeuert!»

«Bitte?»

«Ich habe x gesprochen, der hat mir erzählt, dass du nicht mehr zurückkommst.»

«Aha, und wieso komme ich nicht mehr zurück?»

«Weil du den Stress nicht mehr aushältst und nicht mehr belastbar bist.»

«Und das weiß x ganz genau?»

«Keine Ahnung.»

«Du weißt schon, dass das totaler Blödsinn ist, also absoluter Total-Blödsinn?»

«Ich sag dir nur, was ich gehört habe. So genau kenne ich mich da ja auch nicht aus.»

«Na, mir geht's auf jeden Fall ganz gut. Bis jetzt.»

«Ist doch egal, was die erzählen.»

«Stimmt auch wieder.»

«Du?»

«Ja?»

«Du kommst doch zurück?»

«Blöde Kuh.»

Curschmann-Konkurrenz. Wir sind sechs, wir treten in die Pedale und konzentrieren uns total darauf, nicht zu schwitzen. Die Blicke fliegen hin und her, wir gucken uns auf die Gesichter und auf unsere behaarten Brüste mit den schlappen Bäuchen. Bloß nicht zugeben, dass man sich anstrengt. Bloß nicht nicht der Beste sein. Wir sind eine jämmerliche Truppe von Nach-Infarkt-Patienten und Bypassmännern auf Ergometern,

Trimmfahrrädern mit angeschlossenen EKG-Ableitungen. Sie sind in der Infarkt-Reha das Haupttherapieinstrument, einmal am Tag wird geradelt.

Und immer die gleichen Witze.

«Ich bin schon gleich in Lübeck.»

«Jan Ullrich ist nichts dagegen.»

«Hoho.»

Am Ende der Radfahr-Viertelstunde müssen wir unsere subjektive Einschätzung der Anstrengung angeben. Es gibt eine Tabelle, die reicht von 1 bis 15, wobei 15 eine minimale Anstrengung darstellt. Glauben Sie nicht, dass auch nur einer mehr als 11 angibt, egal, wie viel Schweiß ihm von der Stirn rinnt.

Sie können uns die Brustdecke aufschneiden, sie können uns zu Herzkranken erklären, aber unseren Stolz und unseren Ehrgeiz brechen sie nicht!

Wir lernen laufen, also Walken. Aber nicht Gehen, die olympische Sportart. Wir müssen unseren Puls messen und marschieren dann in gemächlichem Tempo durch Timmendorf. Das ist uns extrem peinlich, weil wir wirklich aussehen wie das, was wir sind: Patienten. Voran marschiert eine sehr dicke, aber sehr freundliche Therapeutin mit permanent ehrlich guter Laune. Unsere Wegstrecke ist vielleicht ein Kilometer. Wir schämen uns schon wieder.

Nachts kann ich endlich mal gut schlafen, weil sie mir ein Schlafmittel verschrieben haben. Ganz zufrieden ist die Schwester zwar nicht, dass ich jeden Abend nach einer Pille frage, aber was soll sie machen. Diese winzige Tablette wird also für mich, der in den vergangenen 15 Jahren jeden Abend die eine oder andere Wohlstandsdroge genommen hat, zum Kick-Höhepunkt eines langen Tages, der ja immerhin schon um 7 Uhr morgens mit Gymnastik beginnt. Ich lutsche die

Pille, um ihren bitteren Geschmack länger zu genießen. Dann beginnt sich ganz langsam das Zimmer wenigstens etwas zu drehen, und ich werde, wenn auch nicht breit, dann doch ziemlich schnell angenehm müde. Meine Beine werden leicht, meine Arme kitzeln ein bisschen, und mein Hals wird unglaublich warm. Wo ich normalerweise stundenlang wach liege, bin ich nach einer Viertelstunde weg. Wenigstens etwas.

Meine Ärzte und Therapeuten sind allesamt hervorragende Vorbilder für uns Herzpatienten, denn Zeit spielt in der Curschmann-Klinik kaum eine Rolle. Meine Stationsärztin ist eine etwas verhärmte Frau in den Vierzigern, die sich mit einer fast schon lasziven Bedächtigkeit durch den Tag arbeitet. Wenn sie mit ihren Freundinnen, der EKG-Schwester und der Ergo-Ärztin, im Raum ist, während ich mein Belastungs-EKG strampele, wird sie «Tati» genannt, und die drei Frauen kichern ein bisschen wie Backfische. Das macht mir natürlich einen Heidenspaß, und wir flirten auf einer ganz harmlosen Ebene. «Tati» ist irgendwie ein süßer Name.

Ich biete ihr an, mit mir einen wissenschaftlichen Versuch durchzuführen.

Als ich zum ersten Mal in der Ostsee stand, war ich überrascht, wie unglaublich warm das Wasser war, und die Sicht schien auch nicht schlecht. Im Aquarium neben der Klinik wurden einheimische Seefische ausgestellt. Offensichtlich gibt es vor Timmendorf eine große Population von Rochen, die ich mir natürlich gerne angesehen hätte, im Meer natürlich. Unter Wasser. Meine Tauchausrüstung hängt komplett in Hamburg, wäre also in einer guten Stunde besorgt. In der Nähe gibt es auch eine Basis, in der ich mir Flasche, Blei und ein Boot mieten könnte. Ich mache «Tati» also folgenden Vorschlag:

«Wir könnten die Auswirkungen eines Herzinfarktes beim Tauchen erforschen.»

«Wie bitte?»

«Also, wir bräuchten nur eine extrem lange EKG-Schnur …»

«Sie wissen doch, dass Sie nicht tauchen dürfen.»

«Aber ich stände ja jetzt unter ärztlicher Aufsicht. Das wäre ja kein Tauchgang zum Spaß, sondern eine wissenschaftliche Arbeit.»

«Und was sollte das bringen?»

«Nun, für eine junge Ärztin wie Sie ist das doch eine phantastische Karrierechance, mal einen Artikel in einem Fachmagazin zu schreiben, und …»

Sie zeigt mir doch tatsächlich den Vogel. Wir sind echt unterschiedliche Menschen.

Der Inbegriff dieses unglaublich gesunden Curschmann-Phlegmas allerdings ist der Psychologe, bei dem ich zwei Einzelstunden genehmigt bekomme.

Er ist perfekt angezogen vom Scheitel bis zur Sohle, und seine braunen Lederschuhe sind hundertprozentig gepflegt. Er trägt Pullunder und Hemden, Ton in Ton, und grobe Karohosen und residiert in einem wirklich winzigen Büro. Obwohl er Doktor ist und die andere Psychologin nicht, ist nicht er, sondern die Kollegin Chef der Abteilung Psycho-Curschmann.

Ich überlege oft, ob ihn das wohl stört. Komisch, wie ich denke, oder?

Jedenfalls: Er spricht mit einer Stimme, die meinen Körper fast ins Koma schmeichelt, so ruhig und so wohlmoduliert und so vernünftig. Vieles von dem, was er sagt, weiß ich natürlich schon, denn es gibt wohl keinen Menschen, der nicht jeden Abend vor dem Einschlafen eine lebenslange Selbsttherapie mit sich führt, oder?

Einmal muss ich lachen, da sagt er:

«Sie müssen nicht denken, dass ich selbst diese Art von Leben nicht kenne. Früher gab's für mich nur ein Motto: Keine Party ohne Sven.»

Ich beneide ihn ehrlich um die Wende in seinem Leben und frage ihn nach seinem Rezept. Er empfiehlt mir einen Roman, «Die Entdeckung der Langsamkeit» von Sten Nadolny, Yoga und Qui-Gong. Dafür melde ich mich umgehend an.

Manchmal wünschte ich, ich könnte meinen Körper schälen wie eine alte Zwiebel und Haut um Haut alles Verfaulte, Abgestorbene und Kranke entfernen, bis nur noch der saftige Kern da ist. Ich könnte das Nikotin und den Teer aus meinen Lungen entsorgen und die etlichen hundert Liter Kaffee, die Dopeablagerungen und den ganzen Bierschmutz wegmachen und diese angesammelte Müdigkeit loswerden und wieder bei Start anfangen, an dem Tag, an dem mein Körper zum letzten Mal unschuldig war, also rein.

In der Turnhalle der Curschmann-Klinik stelle ich fest, ich bin noch nicht einmal in der Lage, meinen Körper so zur Ruhe zu bringen, dass ich den einfachen Übungen folgen kann.

Wir sollen laufen, langsam, sehr langsam, und bei jeden Schritt den rechten Arm vor den Körper bewegen und den linken Fuß in einem speziellen Winkel nachziehen und dann das Ganze mit der anderen Seite wiederholen, bis wir am Ende der Turnhalle angekommen sind. Schon nach einem Schritt tut mir der Rücken weh, verkrampfen sich die Muskelplatten an den beiden Seiten meiner Wirbelsäule. Meine Hände fangen an zu zittern, ich muss nach Luft schnappen und möchte mich am liebsten schütteln, um diese Anspannung loszuwerden, die bei allen anderen offensichtlich Entspannung bringt.

Auf ähnliche Art scheitere ich bei allen anderen Entspannungsübungen. Beim autogenen Training ist es ganz besonders schlimm. Ich habe Probleme, die Augen geschlossen zu halten, ich habe Probleme, mich auf die Stimme der uralten Trainerin zu konzentrieren. Als wir unseren Herzschlag spüren sollen, bekomme ich Panik, und ich bin die ganze Zeit hellwach und atme konzentriert gegen die Schmerzen an, die sich durch meinen Nacken quetschen. Anschließend sollen alle ihre Erfahrungen schildern, alle haben irgendwie ein gutes Gefühl gehabt, und wenn sie nur für ein paar Minuten glücklich weggeschlummert sind. Ich lüge der Therapeutin irgendwas vor, weil ich keine Lust habe, die ganze Truppe mit mir aufzuhalten.

Ich habe ein echtes Körperproblem.

«Hi.»

«Oh, schöne Überraschung.»

«Willst du wissen, was sie über dich sagen?»

«Klar. Mach 'ne Hitliste.»

«Also, erstens: In der Nacht, als du den Infarkt hattest, warst du mit zwei Prostituierten im Bett. Ihr habt so viel Koks genommen, dass ihr die ganze Nacht gevögelt habt, bis du umgefallen bist. Außer dem Notarzt war auch die Polizei da, und wenn du wieder gesund wirst, bekommst du einen Prozess an den Hals.»

«Nicht schlecht.»

«Zweitens: Du hattest gar keinen Herzinfarkt.»

«Sondern Urlaub?»

«Nö. Du bist in Urlaub geschickt worden, weil man dich ersetzen will und das Ganze so nicht so peinlich für dich und den Verlag aussieht.»

«Interessante Variante.»

«Drittens: Du bist nächste Woche wieder da.»

«Quatsch!»

«Viertens: Wenn du wiederkommst, übernimmst du die Ratgeber-Redaktion.»

«Hmmm.»

«Fünftens: Du sitzt im Rollstuhl.»

«Reicht!»

«Nur dass du Bescheid weißt.»

«Du bist ein Schatz …»

Ich kann mich nicht mehr an den Tag erinnern, an dem ich mich zuletzt wirklich wohl gefühlt habe. Ich glaube, es ist 20 Jahre her. Mindestens. Irgendwas war immer.

Ein Schwindel. Ein Herzrasen. Eine Kurzatmigkeit. Ein Schwarz vor Augen. Ein Schmerz im Magen. Ein Zucken.

Ich horche in meinen Körper. Dieser Herzsprung – ist das schlimm? Nein, es geht. Alles wieder beruhigt. Dieser Atemaussetzer. Schlimm? Nein, schon wieder okay.

Mein Körper und ich. Wir haben kein gutes Verhältnis.

Wenn ich an mir hinunterblicke, sehe ich den quadratischen Bauch, den ich auch an meinem Vater kannte, und sein eingefallenes Brustbein.

Ob ich mich in mich selbst verlieben würde, wenn ich eine Frau wäre? Ich weiß nicht. Aber es ist sowieso nicht das Aussehen.

Ich traue seinen Funktionen nicht.

Da! Schwindel, ein Schwindel. Ja. Meistens ist es ein Schwindel. Ich bin Schwindelprofi, wissen Sie.

Hier ist die Geschichte:

An meine erste Panikattacke kann ich mich noch genau erinnern. Mitte des letzten Aktes, «Götterdämmerung» in Gelsenkirchen, vor sechs Jahren.

Meine Kopfhaut kribbelt. Der Geruch nach altem Vorhang wird intensiv. Ich atme ein und gleich wieder. Ich schnappe nach Luft. Es dreht sich. Ich verscheuche den Gedanken.

Die Musik, die ich liebe, wird mir zur Qual. Sie verschwimmt zu Brei. Die Bühne wird tunnelblickklein. Ich rutsche nervös auf meinem Stuhl. Ich schwitze auf meinem Stuhl. Ich halte die

Luft an. Ich warte, bis Sternchen kommen. Ich atme ein. Geht es besser? Nein. Ich schmecke den bitteren Geschmack von Pausenchampagner. Wird mir schlecht? Nein.

Was ist das?

Mein Arm juckt. Mein Kopf tobt. Ich schwanke im Sitzen. Kneife die Augen zu. Huste trocken, wenn die Pauken einsetzen.

Zum ersten Mal die Gesten, an denen es in den kommenden Jahren alle erkennen können, wenn ich eine Attacke habe. Ich reibe mir die Nase. Ich streife mit der Hand über meine Stirn. Ich flüstere meiner Begleiterin ins Ohr:

«Du, ich muss gehen.»

«Was? Jetzt?»

«Tut mir Leid, aber mir ist sehr komisch.»

«Es dauert nur noch eine Stunde.»

«Ich kann nicht mehr.»

«Okay.»

Sie fährt. Ich liege auf dem Beifahrersitz und konzentriere mich auf meine Atmung. Ein und aus. Ein und aus. Ein und aus. Ich wünschte, ich hätte Schmerzen. Ich wünschte, ich wüsste, was das ist.

Sie fährt und spricht. Sie redet ohne Unterlass. Ihr hat die Oper gefallen. Sie weiß nicht annähernd, wie schlecht es mir geht.

Ich mache Gott einen Vorschlag: Lass es aufhören und ich rauche nie mehr.

Gott reagiert nicht. Sie plappert.

«Ich muss in eine Klinik.»

«Jetzt?»

«Ich kriege keine Luft mehr.»

«Ich denke, dir ist schwindelig?»

«Ja, auch, aber bitte …»

«Ich weiß nicht, wo hier eine Klinik ist.»

Ich stöhne, ich sehe ein Schild. Ich dirigiere.

Notaufnahme. Einer hat eine Kopfwunde. Er presst ein Handtuch drauf. Einer hat ein Bein gebrochen, schreit er jedenfalls. Einer bricht ohne Unterlass.

Mir ist schwindelig.

Ich bin schnell wieder raus. Eine kreislaufstärkende Tablette, ein Klaps auf die Schulter, ein genervtes Augenrollen. Wiedersehen. Wir fahren weiter nach Köln. Am nächsten Morgen wache ich auf und spüre nichts mehr. Geheilt.

Doch ich habe mich geirrt. Der Schwindel kommt wieder. Er wird fünf Jahre lang mein Begleiter sein. Jeden Tag. Einmal. Garantiert.

Ich weiß nie, wann er kommt. Ich weiß nie, wie lange er bleibt. Ich weiß nie, wie hart es wird.

EINMAL. Beim Autofahren. Mein Herz krampft. Links und rechts verschwimmen zu einem schlierenden Band. Ich gehe vom Gas. Es wird nicht besser. Ich versuche zu atmen. Meine Finger fummeln an der Nase. Ich öffne ein Fenster. Ich lasse eiskalte Luft herein. Ich schleiche mit 60 über die Autobahn.

EINMAL. Ich bin 25 Meter unter Wasser. Die Fische nerven. Die Fische kommen immer näher. Die Proportionen verlieren sich. Wo ist oben, wo ist unten? Wie tief ist tief? Was ist, wenn ich ohnmächtig werde? Die Maske drückt. Ich rüttele sie zurecht. Wasser kommt rein. Ich konzentriere mich. Handgriffe sitzen, doch nicht jetzt. Ich signalisiere meinen holländischen Tauchpartnern Tilia und Paul: «Ich gehe höher.»

«Willst du raus?»

JA, denke ich. Nein, denke ich. Ich bin nicht allein. Ich will niemandem den Tauchgang versauen. Irgendwie komme ich hoch.

EINMAL. Wir sitzen in einem Restaurant in St. Petersburg in Florida. Wir sind zehn. Wir sind Freunde. Wir trinken. Wir lachen. Wir lachen über mich. Ich bin lustig-listig.

Dann fühle ich den Schwindel kommen. Ich trinke hastig Wasser. Mir geht die Musik auf die Nerven. Ich werde still. Ich sage nichts mehr.

«Alles klar mit dir?»

«Ja, schon gut.»

Als das Essen kommt, habe ich meinen Appetit komplett verloren. Ich gebe es unberührt zurück.

«Alles klar?»

«Geht schon.»

«Was ist denn?»

«Ich habe manchmal so einen komischen Schwindel.»

«Ach so.»

Schwindel. Ist nicht so schlimm.

Ist unerträglich.

IMMER. Beim Arbeiten. Plötzlich bist du weg. Was tun? Nervös auf und ab marschieren. Nichts anmerken lassen. Viel bewegen, das hilft. Muskelkram lenkt den Körper ab. Und sogar das Atmen fällt leichter.

Konzentrieren, soweit das geht. Kurze Sätze machen, das spart Kraft. SCHNELL machen, nachher einen Moment die Augen zu. Ich entscheide. Ich bin hastig. Ich bin ungeduldig. Ich will es hinter mich bringen. Ich will, dass es vorbei ist.

Nur selten merkt mir einer an, was mit mir los ist. Nur ganz wenige wissen Bescheid. Schwindel – was ist das schon? Schwindel – das ist keine Krankheit.

Der erste Arzt versagt total. Er findet nichts.

Nr. 2 bis 5 machen es nicht besser.

Was hilft – aber nicht kuriert: Gähnen und Alkohol. Wenn ich gähnen kann, weiß ich, dass sich das Ende ankündigt. Ein großes Gähnen bringt Entspannung. Die Muskeln lösen sich. Trinken hilft auch. Es gibt Tage, da würde ich meine ersten Biere gerne schon um drei Uhr nachmittags trinken und sehne den Feierabend nur wegen des Trinkens herbei. Ich brauche ungefähr vier Gläser Bier, um den Schwindel zu besiegen.

Wenn es nicht der Schwindel ist, sind es meine Gedanken, die mich in die Knie zwingen. Ich sehne mich nach Ruhe. Ich sehe mich nach Einfachheit. Ich sehne mich nach keinem Telefon. Ich sehne mich nach einer großen Leere in meinem Kopf.

Mein Problem: Planungszwang. Kontrollmanie. ERST mache ich dies. DANN mache ich das. DANACH kommt jenes. Immer so weiter.

Das raubt mir meine Freizeit und vor allem den Schlaf.

NACHTS. Zwei Stunden brauche ich, Minimum. Egal, wie müde ich bin. Ich kann nicht loslassen. Ich denke, überlege, analysiere. Ich gehe durch, ich visualisiere, ich phantasiere. Ich marschiere in Gedanken über Lösungswege, ich simuliere Situationen, ich entwickle Antwort-Alternativen. Ich gehe alles durch. Und ich gehe alles noch einmal durch. Mein Körper wälzt sich durch die Laken. Mein Bein schlingt sich aus dem Oberbett. Ich reiße ein Fenster auf, es wird eiskalt. Ich komme trotzdem nicht von den Gedanken los. Erst nach Stunden zittere ich mich in den Schlaf.

TAGSÜBER. Ein freier Tag. Ich liste meine Verpflichtungen auf. Ich will alles bis zwei Uhr erledigt haben. Schon gestern Nacht habe ich einen Plan gemacht. Minutiös. Ich dusche. Ich bin kaum auf der Straße und schon nass geschwitzt. Ich haste durch die Stadt. Ich komme zurück. Ich bin fix und fertig. Batterie leer.

Ich muss noch: waschen, fernsehen, Spülmaschine ausräumen, lesen, Musik hören. Ich könnte noch: St. Pauli verlieren sehen gehen, Freunde treffen. Mal was kochen. Große Terrariumsreinigung, Autogenes-Training-CD hören. Mutti anrufen. Tausend andere anrufen. Ich will noch: Einfach meine Ruhe haben.

Ich schaffe nichts davon und freue mich auf die Arbeit am nächsten Tag mit ihren klaren Strukturen. Ich nehme nur so selten frei wie nötig. Auf meinem Überstundenkonto: Noch der komplette Urlaub und 67 Ausgleichstage. Es gibt auch Kollegen, die haben über 600.

Arzt Nummer 6 hat einen Verdacht. Wir einigen uns darauf, nach dem Ausschlussverfahren vorzugehen. Ich werde von Untersuchung zu Untersuchung geschickt.

Mein Blut. Sein Zuckergehalt. Meine Schilddrüse. Mein Herz. Meine Lunge. Ich gehe zum Orthopäden, er checkt meinen Rücken. Sind die Nerven entzündet? Habe ich einen Gehirntumor? Ich werde in eine Röhre geschoben, und Magnetwellen hämmern auf mich ein.

«Nicht bewegen», sagt die Lautsprecherstimme der Radiologin in die Röhre.

Erst mal können vor Lachen, denke ich.

Sie finden alle nichts. Ich bin kerngesund.

Ich trinke wochenlang keinen Kaffee. Der Schwindel bleibt. Ich trinke keinen Tee. Der Schwindel bleibt. Ich esse fettfrei, ich rauche nicht, ich kiffe nicht, ich arbeite weniger. Ich sehe nicht mehr fern. Der Schwindel bleibt.

Ich treffe den ersten Menschen, der mich versteht.

Franziska. Wir sind auf einer Party, meine Schwester ist dabei. Sie spricht mit Franziska, ihrer Schul- und meiner Exfreundin. Die Begrüßung zwischen uns war nicht gerade herzlich.

Ich lausche. Ziska sagt: Schwindel. Ziska sagt: Außer Gefecht. Ziska sagt: Täglich.

Ich spreche sie an. Sie dachte auch, sie wäre die Einzige. Für die nächsten Stunden verschwindet die Welt um uns herum. Wir reden bis zum Morgengrauen.

«**H**aben Sie jemals über eine psychologische Behandlung nachgedacht», fragt mein Arzt.

«Ja. Aber nicht bei mir. Warum?»

«Weil das die einzige Möglichkeit ist, Ihnen zu helfen. Ihr Körper ist nicht das Problem.»

Mein Vater war depressiv. Ich bin kein Psychologenhasser. Ich weiß, dass sie vielen Menschen helfen. Zwei Exfreundinnen in der Therapie. Zwei neurotische Exfreundinnen in der Therapie. Nichts für mich.

Der Schwindel kommt öfter, der Schwindel wird stärker. Der Schwindel hindert mich massiv an meiner Arbeit. Der Schwindel hindert mich massiv an meiner Freizeit. Der Schwindel übernimmt die Kontrolle.

Berlin, Love-Parade-Tag 2001. Ich liege TOTAL fertig im Schlafzimmer eines guten Freundes auf dem Boden.

Ich schreie nach Luft.

Meine Kopfhaut wird gelöchert.

Ich kann mich kaum noch bewegen.

Ich huste trocken.

Ich bin kalkweiß.

Ich schwitze durch meine Hände. Es TROPFT.

In meinem Kopf herrscht das ABSOLUTE Chaos.

Alle haben Angst um mich.

Doch man kann nichts tun. Der Tag, an dem die Irren toben. Draußen die größte Drogenmissbrauchs-Veranstaltung weltweit. Was würden *Sie* denken, wenn Sie Sanitäter wären und man hätte Sie wegen Atemnot, Schwindel und Lähmungserscheinungen in eine Wohnung gelotst, in der es nach Haschisch riecht?

Zwei Tage später beginnt die kurze Geschichte meiner Rettung.

Es war ganz einfach. Ich bin zu einem Psychologen gegangen. Nach einer Stunde war die Sache klar. Panikattacken. Auslöser: Eine schwere Depression. Ich muss lachen. Ich bin witzig, ich bin lustig. Ich kann niemandem lange böse sein. Depression ist nicht meine Krankheit.

Ich bekomme Pillen. Seroxat. Drei Wochen dauern die Nebenwirkungen. Sie verschlimmern alle Symptome, und das ist ärgerlich, weil ich im Urlaub bin. Anschließend ist es vorbei. Der Schwindel ist weggefegt vom Seroxat.

Die begleitende Gesprächstherapie bei meiner charmanten Psychologin empfinde ich als angenehm. Sie empfängt in einem dunklen Souterrainzimmer mit vielen Büchern. Gott segne Seroxat.

Ich bin renoviert. Ich bin gesund. Ich widme meine ganze Kraft der Arbeit.

Aber irgendwie traue ich dem Braten nicht.

Irgendwie ist alles zu schnell gegangen.

III

18. BIS 23. JULI – HAMBURG, BERLIN, HAMBURG, KLEVE, HAMBURG

Donnerstag

Die Woche vor dem Infarkt beginnt mit dem Verlust von zwei Zähnen.

Offizielle Version:

In der Badewanne ausgerutscht. Aua, aua.

Die Wahrheit:

Ein Abend wie dieser.

Toll gegessen, teuer gegessen. Schon mal viel getrunken. Ich trinke übrigens am liebsten Bier. Nachher einen Schnaps oder zwei.

Im Hinterkopf: Morgen kommen die neuen Zahlen.

Geplant war: ab nach Hause. Doch dann im Taxi:

«Einen Absacker noch, an der Alster.»

«Okay.»

Hallo, hallo. Alle da. Küsschen. Aha, was ist denn das für ein hübsches Lächeln? Noch einen Champagner? Immer. Ein betrunkenes Gespräch mit einem Bekannten. Wir lehnen an der Bar, gucken auf die Alster. Reden immer wieder das Gleiche.

Jetzt wird's ein bisschen langweilig. Gehe ich? Mitternacht. Der Partykönig kommt herein. Nüchtern.

«Gab's ja noch nie, ich bin ganz von den Socken.»

«Gut siehst du aus, ich kann es gar nicht fassen.»

«Aber nicht mehr lange», grölt er.

Es kommen White Russians und wir pegeln uns hoch. Brüllen uns an und grinsen dabei wie die Bauunternehmer. Schlagen uns gegenseitig auf die Schulter, prüfen den Stoff unserer Jacketts. Pfeifen der Kellnerin nach – noch eine Runde White Russians, noch ein Champagner.

Der Partykönig hat heute Abend noch eine Party laufen.

«Da kommste aber mit.»

«Da komm ich aber mit!»

Morgen kommen die neuen Zahlen.

Roter Teppich, fette Absperrkordel an goldenen Pfosten. Bodyguards mit Knopf im Ohr, im Anzug.

Wir treffen: den Sänger einer Popgruppe, den Anwalt eines Schwerverbrechers samt Schwerverbrecher. Der Partykönig bahnt den Weg, ein Lakai schlingt uns rosa Plastikbändchen um die Arme.

Wir werden zum abgesperrten Bereich bugsiert. Davor: ein Dutzend Mädchen mit wenig an, Nabelpiercings, Tattoos. Das sind die Hühner. Die Hühner gieren nach einem rosa Plastikbändchen. Die Hühner gieren nach Champagner. Die Hühner gieren nach behaarten Armen, an denen teure Uhren hängen.

Ein spezielles Huhn kommt jede Woche aus einem Dorf bei Frankfurt/Main. Mit dem Guten-Abend-Ticket im Bummelzug. Aufbrezeln auf der Toilette von McDonald's auf der Reeperbahn, dann tanzt sie um ihr Leben. Sonntag mit dem Bummelzug zurück in das Dorf bei Frankfurt.

Der Partykönig verscheucht erst mal zwei bis drei Armband-Hühner von der Couch, damit wir Platz haben.

Wir trinken Champagner und White Russians. Immer abwechselnd. Die Magnumflasche steht unter dem Tisch vor uns. Die Hühner trinken Prosecco und Wodka Red Bull. Champagner kriegen sie nur, wenn sie sehr brav sind. Wodka macht ja schließlich auch besoffen. Und Red Bull hält sie schön lange wach.

Ist das ein Gewühle auf der Couch: Hühnerbeine, Zigarettenhände, Schnapsverschütter, ein Geschrei und ein Gebrabbel. Eine tanzt auf dem Tisch und zeigt ihren Busen, einer geht mal kotzen oder sonst weswegen aufs Klo. Ist das ein Über-die Schöße-Gebeuge und Angefasse! Hühner werden rausgeworfen und rangewinkt. Eins, mit blauer Perücke, steckt mir seine Zunge ins Ohr. Geschäfte, die nie zustande kommen, werden gemacht und Männerversprechen versprochen. Freundschaften werden beschworen, Fleisch wird beguckt, Zigaretten werden geraucht und Drinks geordert. Die Bodyguards sind genervt, zu viele Leute da.

«Jaja, lass mich mal durch. Ich muss zu ihm. Siehste, er winkt. Siehste, der kennt mich.»

Hinterher sagt der Partykönig:

«Warum haste denn das Arschloch reingelassen? Schmeiß den Spinner mal wieder raus.»

Ich sitze neben dem Partykönig, und wir haben einen Heidenspaß. Um uns herum tobt das Leben, dann tanzt das letzte Huhn den letzten Tanz. Wir sitzen alleine auf der Couch.

«Komm, jetzt mal an die Bar.»

«Da habe ich hier ja noch nie gesessen.»

«Dann wird's mal Zeit.»

Morgen kommen die neuen Zahlen.

Noch mehr White Russians, noch eine Flasche Champagner. Frau neben uns. Kein Huhn, aber woher sollen wir das wissen? Spruch. Empörung. Abmarsch.

«Hähähähä.»

«Oh, oh.»

Erst mal einen nehmen.

Der Rest in Fetzen.

Der Club dreht sich. Der Club schwankt. Der Club hat keine Ecken mehr. Ich stolpere. Ich sehe ein Lichtband. Grün. Weiß. Grün. Weiß. Grün. Weiß. Und stehe auf. Schiefes Lachen. Ein Arm um meine Schultern. Mein Arm um andere Schultern. Galle schießt in meinen Mund. Ich fasse mich an die Nase. Ich spreche. Blödsinn. Versuche meine Adresse. Die Welt bewegt sich. Aha, Taxi. Ich kämpfe mit dem Drehen. Ich verliere. Körniger Geschmack in meinem Mund. Dreck. Bordsteinkrümel. Und Metall? Nein, Blut. Der braune Lack auf den Treppenstufen. Schlüssel.

Ich, im Spiegel. Augen auf halb acht. Blut auf dem Bart, Kinn, im Mund. Morgen Zahlen.

Ich grinse in den Alibert-Spiegel. Lachen impossible.

Ich habe keine Schneidezähne mehr.

Freitag

Eine Lüge. Eine flotte Zahnärztin. Provisorische Blende aus Plastik. Ich komme noch nicht mal zu spät zur Arbeit.

Ich rauche bis zum Mittag, also bis nach der dritten Konferenz, eine Schachtel Marlboro und trinke ein, zwei Liter Kaffee. Mein Mund ist pelzig, weil ich die ganze Zeit spreche.

Ich gehe nicht in die Kantine, ich gehe nie in die Kantine.

Ich ziehe eine neue Schachtel Marlboro.

Irgendwann kommen die neuen Zahlen, heute.

Noch mehr Konferenzen, noch mehr Ganggelaufe, noch mehr Zwischendurchs.

«Mach mal hier die Schrift größer!»

«Wo ist denn Pausti, verflucht.»

«Was will der Arsch denn jetzt von mir?»

In meinem Büro: läuft immer der Fernseher. Ich zappe, während ich telefoniere, während ich spreche, während ich entscheide. Ich gucke: am liebsten Gerichtsfernsehen, schnelle Fälle, halbe Stunde, der Nächste bitte. Ich zappe zwischen zwei Fernsehserien.

Das Telefon klingelt. Wenn es mein Chef ist, drehe ich leiser. Sonst nicht.

«Fotografen sollen fotografieren und nicht denken!»
«Ham wir schon den Platz für morgen?»
«Sag dem Blödmann, ich komme gleich sowieso vorbei.»

Die Zahlen sind da. Sie sind schlecht.

Vielleicht nur ein kleiner Krampf in der Brust. Vielleicht nur zu viel geraucht. Vielleicht nur so ein Gefühl ...

Ich weiß, dass ich einen ersten Kredit verspielt habe. Ich verliere die Augenhöhe. Aber: Jedes meiner Argumente muss sitzen. Zu viele Argumente schreien: Schwäche. Aber ich brauche gerade jetzt: Kraft, um meine Ziele durchzusetzen und die Dinge nach meinen Wünschen gestalten zu können. Wenn ich die Kontrolle verliere, kann ich nicht mehr gestalten. Wenn ich nicht mehr gestalten kann, tun es andere.

Dann muss ich folgen. Aber ich will führen.

Das fällt mir leichter.

Das ist mein Problem.

Schon sitze ich im Zug nach Berlin.

Berlin – meine vorletzte Etappe. Fünf Jahre lang.

Wir gehen aus, wir treffen alte Kollegen. Wir gehen in die Kantstraße, da sitzen sie. Ein schönes Lokal, schnelles Bier und gute Steaks, dünne Pommes frites, da kann man auch mal kurz was essen neben dem Trinken.

Überall hängen Bilder. Gute und schlechte. Ein Foto zeigt einen Mann, breitbeinig mit erigiertem Penis. Eine Frau daneben. Sie bläst ihm einen. Immer wenn der Bundeskanzler mit seiner zehnjährigen Stieftochter kommt, ruft er vorher an. Dann wird das Bild schnell abgehängt.

Und zuprosten. Und umarmen. Und erinnern.

Und da sagt er: «Ich kannte mal einen, der ist vom Blitz getroffen worden. Der war nachher unsichtbar.» Da sage ich:

«Du spinnst. Du *weißt* doch, dass das nicht stimmt.» Sagt er: «Okay, stimmt. Aber der Typ konnte nachher alle Sprachen der Welt sprechen.»

«Wie lange hält der sich noch?»

«Alter. Gut, dich zu sehen.»

«Grappa!»

Samstags haben alle Tageszeitungsjournalisten einen Kater.

Samstags haben alle Tageszeitungsjournalisten frei.

Samstag

Ich telefoniere auf der Autobahn nach Westen. Ich brülle in die Freisprechanlage: «Ich krieg es leider nicht anders hin. Dann ist es eben nur ein Tag. In Berlin war ich auch nur einen Tag. Bis gleich. Auf Wiedersehen.»

Auf dem Weg nach Hause. Nach Hause, das ist immer meine Heimatstadt im Sinne von Geburtsstadt.

Meine Mutter hat heute ihren letzten Arbeitstag. Meine Schwestern und ich wollen sie überraschen.

Schon parke ich meinen Wagen vor dem großen Haus und treffe mich mit meinen Schwestern, um zur Schule zu fahren. Meine Mutter war Lehrerin, mein Vater Lehrer.

Sie kommt raus, so in ihrer Muttiart, und sieht – hatten wir geahnt – so aus, als ob sie morgen gleich wieder in die Schule wollte. Sie hat wirklich weiße Haare bekommen. Sie freut sich wirklich unglaublich, uns alle zu sehen.

Am Abend treffe ich: alte Kollegen aus meiner ganz frühen Journalistenzeit, ich treffe alte Schulfreunde und alte Musikfreunde und alte Zivildienstfreunde. Und weil ich so wenig Zeit habe, am liebsten alle auf einmal.

Man trinkt König Pilsener aus 0,3-Liter-Gläsern oder

Diebels Alt. Ein Bier dauert genau sieben Minuten, und wenn man nach einem neuen fragt, sagt der Wirt: «Ist schon angezapft.»

Hier interessiert sich niemand für die Zahlen.

Sonntag

Nach 36 Stunden sitze ich wieder im Büro.

Die Autofahrt: Scheiße. Ich war verkatert von den letzten Tagen. Ich schwitzte und mein Anzug zerknitterte. Obwohl keine Lkw auf der Autobahn waren, ging es zäh voran, weil irgendwelche Dänen Ferienende hatten. Vom Rasthauskaffee ein schlechter Geschmack im Mund und Herzrasen. Im Elbtunnel komme ich in eine Radarfalle. Mal den Senator anrufen – war nur Spaß.

«Moin, Moin, die Dame.»

Meine Sekretärin strahlt. Immerhin etwas.

Und schnell noch Zeitungen blättern.

Und schnell noch einen Kaffee mit viel Milch kippen.

Und schnell noch zwei Zigaretten.

Und ab zur ersten Konferenz.

Die Zahlen. Rauf und runter den ganzen Tag.

Jaja.

Noch ein Problem, schlimmer.

Eine Entscheidung ist gefällt worden. Endgültig. Und zwar genau die, die nicht ich wollte, aber meine Gegner.

Analyse: Warum ist das passiert? Weil eine Koalition zerbrochen ist. Warum ist die Koalition zerbrochen? Weil sich jemand eingemischt hat. Ist diese Person ein Freund? Nein. Handelt diese Person aus eigennützigen Motiven? Absolut. Kann sich die Person an der neuen Situation bereichern? Möglich. Ist diese Person wichtig? Ja, leider. Hat diese Person DIREKTEN ZUGANG? Eingeschränkt, ja. Ich beginne auf der Stelle, neue Koalitionen zu schließen, übergebe das Tagesgeschäft und tippe die erste Nummer ins Tastentelefon.

Am Abend fahre ich in ein Schwimmbad. Ich zahle, gehe in die Umkleidekabine und ziehe meine schwarze Badehose an. Spätschwimmer sind alt, die Familien mit ihren Kindern sind schon lange weg. Ich springe vom Einmeterbrett in das kalte Wasser und pruste Luft aus. Ich schwimme jeweils fünf Bahnen Brust, Rücken, ohne Beine und ohne Arme. Das Chlor brennt in meinen Augen und läuft mir in den Magen, wovon ich Sodbrennen bekomme.

Mein Körper und ich sind keine besonders guten Freunde, jedenfalls nicht mehr. Als Kind habe ich Tennis gespielt, war im Schwimmverein und ganz erfolgreich im Langstreckenlauf. Ich konnte auch recht gut Ski fahren, aber das ist schon lange her. Erst hat man keine Zeit mehr, dann verliert man dazu noch die Lust, und dann ist Arbeit eine gute Ausrede.

Sport treibe ich nur noch, wenn es mir absolut schlecht geht oder in meinem Ramadan – das ist traditionellerweise der Monat nach Aschermittwoch, in dem ich nicht trinke und auf meinen Körper zu achten versuche. Was manchmal sogar vier Wochen am Stück gelingt. Zuletzt vor drei Jahren komplett.

Weil das Schwimmen meinen Kopf nicht klar bekommen hat, gehe ich anschließend – und das ist absolut selten – zum Spazieren um die Alster. Es ist ein schöner Abend, trotzdem bin ich fast alleine. Ich sehe die Lichter der Stadt, in der ich jetzt lebe, und höre den Lärm der Autos auf den Alsterstraßen. Ich atme die Sommerluft ein und bekomme Kopfschmerzen. Ich muss vom Chlor rülpsen.

Ich falle todmüde in Socken ins Bett und brauche trotzdem noch zwei Stunden, bis ich in einen ruhelosen Schlaf sinke.

Montag

SMS von?

Ach so, ja.

Das Huhn. Kann ich eigentlich gar nicht gebrauchen. Aber okay. Abendessen morgen.

«Kannst du mal bitte einen Tisch bestellen?»

«Wo willst du hin?»

«Zu dem Japaner da unten an der Brücke.»

«Wie viele Personen?»

«Zwei.»

Sekretärinnengekicher. Ich mag sie alle.

Smoking an, Fliege gesteckt, Taxi gerufen. Heute Abend: roter Teppich, Einladung zeigen, zunicken. Erst mal eine rauchen. Erst mal ein Gläschen besorgen. Erst mal ein bisschen gepflegt rumstehen.

«Ah, der Herr Kollege. Grüße, und schon jemand gesehen?»

«Schön, Sie zu sehen, Herr Senator. Hallo, ja, wir kennen uns. Vom letzten Mal. Guten Abend, gnädige Frau.»

«Wir sehen uns später noch.»

So, jetzt sind die Reden gehalten. Alle ein bisschen enttäuscht. Die Prinzessin musste zu Hause bleiben. Der Prinz kam allein. Er eröffnet das Büfett.

Könnte man ja mal hingehen. Mal so richtig was essen. Stück Hummer, Hühnerbein, kleinen Salat. Oder mal 'nen guten Käse, mal einen leckeren Nachtisch.

Nehmen wir erst mal noch ein Glas. Ist ja auch kein Tisch mehr frei. Essen wir später.

Wir essen natürlich gar nichts mehr, sondern trinken uns die Zeit bis zum gemütlichen Teil tot.

Neue Leute kennen lernen. Die Kategorien: Extrem wichtig. Wichtig. Arschloch.

Jetzt geht auch endlich der fußkranke Exkanzler.

Mal da kurz rübermarschieren. Mal einen mittrinken. Mal den suchen. Mal an der Theke hängen bleiben. Mal dem versprechen, ein Bier zu holen. Natürlich nie mehr wiederkommen. Stattdessen mal kurz zugucken, wie der Herr Generalsekretär tanzt mit seiner charmanten Freundin. Locker ist der ja. Hätte ich nicht gedacht. Mal da rüber. Und zuhören, wie die damals den Betrieb platt gemacht haben und wie der da in der Gosse gelandet ist.

Mal witzig sein, mal wichtig. Mal verschwörerisch sein, mal ausgelassen. Mal über was reden, wovon man nun gar nichts versteht. Mal auf die Zähne gucken lassen.

«Badewanne?»

«Nee. Raubüberfall.»

«Echt?»

«Nee. Badewanne.»

Mal wissen, wie die Wahl ausgeht. Mal wissen, wem die Welt gehört. Mal ’ne kurze Übersicht der Lage liefern.

Dienstag

Was ich noch nicht weiß: zum letzten Mal die erste Zigarette noch morgens im Bett geraucht. Zum letzten Mal als Gesunder die Zähne geputzt. Zum letzten Mal für lange Zeit einen Kater gespürt.

Die große Frage zu gestern Abend: Wer war da, wer war nicht da? Prominente? Ja auch, aber von uns.

«Der und der und der und der.»

«Der nicht?»

«Hab ich nicht gesehen.»

«Seltsam.»

Eine andere Einschätzung abfragen:

Die Zahlen – sehr ernst und sehr ärgerlich.

Das Problem – sehr ernst und sehr ärgerlich.

Was tun?

Da kann man nichts tun.

Ich gehe auf die Toilette. Ich brauche mal eine Minute für mich. Ich pinkle aus Verlegenheit. Man kann ja nicht einfach rumstehen. Ich gehe zum Waschbecken. Ich stütze meine Hände auf. Ich schaue mir ins Gesicht. Ich bin müde. Ich spritze mir Wasser ins Gesicht. Ich brauche einen Friseurtermin.

Jemand kommt rein. Ich schrecke hoch, grüße, ich verlasse die Toilette.

Mein Büro. Kahle Wände, ein Plastikschreibtisch, ein Plastikstuhl. Die tollen Chefmöbel hat mein Vorgänger mitgehen lassen. Auch egal. Der Fernseher läuft, wie immer. Ein halbes Dutzend Leute sitzen in meinem Büro und rauchen. Ein halbes Dutzend Leute sitzen in meinem Büro und haben Fragen. Ein halbes Dutzend Leute sitzen in meinem Büro und wollen Entscheidungen. Ein halbes Dutzend Leute kennen jetzt Die Zahlen. Ein halbes Dutzend Leute sind von Dem Problem betroffen. Das wissen sie noch nicht.

Scheiße.

Das Telefon klingelt.

Das Telefon klingelt.

Das Telefon klingelt.

Drei Leitungen. Festnetz, Mobil, Haus-Mobil.

Ich ruf gleich zurück.

Kommt nachher.

Ist noch nicht ganz klar, weiß ich in einer halben Stunde.

Jemand will mich alleine sprechen. Jemand macht die Tür zu. Jemand hat eben auch Sorgen. Jemand hat ein Recht auf Zuhören. Jemand hat ein Recht auf eine Entscheidung.

Ich buche nochmal das Restaurant für heute Abend um, *persönlich.*

Zu Hause füttere ich meine Leguane, dusche und ziehe mir einen anderen Anzug an. Das Telefon klingelt. Es ist meine Mutter. Das Telefon klingelt. Es ist meine Schwester. Das Telefon klingelt. Es ist der Nachtdienst.

Die Zahlen sind veröffentlicht worden. Jetzt kennen sie ALLE. Auch egal. Ich mache schnell ein Bier auf, trinke es sehr hastig, putze mir aber anschließend wieder die Zähne. Ich muss husten und spucke Schleim in das Waschbecken. Und kann mir die Zähne gleich nochmal putzen.

Sie sieht umwerfend aus, sie trägt ein gelbes Kleid. Als wir aus dem Taxi steigen, gucken andere Männer sie gierig und mich neidisch an.

Der Kellner kennt mich. Er lächelt und weist uns zum Tisch. Der Service ist ausgezeichnet.

Sie isst wie ein Scheunendrescher. Sie plaudert, sie lacht, sie zeigt Zähne. Sie raucht und gestikuliert und lässt ihre wunderschönen braunen Augen blitzen. Sie kann hinreißend schön nur die rechte Augenbraue heben und so hübsch vorwurfsvoll aussehen.

Sie ist wirklich sehr nett.

Ich weniger.

Ich rede Blech. Ich rede Müll.

Ich bin viel zu schnell betrunken. Ich trinke immer schneller, weil ich so aufgeregt bin. Ich flirte viel zu schnell.

Ich lade sie zu einem Urlaub ein.

Ich will sie meiner Mutter vorstellen.

Ich mache sie zum Star.

Sie lächelt die ganze Zeit.

«Ach ja. Ich bin gespannt.»

«Glaubst du mir nicht?»

«Spinner.»

Ingwereis zum Nachtisch. Ja, hat man das schon mal gegessen? Nein? Ich schon. Noch eine Flasche Wein, bitte, por favor. Nein, das ist Spanisch. Neenee, nur ein paar Brocken. Hat ein Freund von mir ein Ferienhaus, wirste noch kennen lernen. Jaja, war ich auch mal, aber ich mag die Franzosen nicht. Als ich damals, wegen der Atomtests im Südpazifik … Ja. Stimmt auch. Ich mag dich wirklich. Und es kommt nicht oft vor, dass ich mich so schnell verliebe.

Nach Hause. Sie kommt mit. Sie ist neugierig. Schade, dass die Leguane schon schlafen. Schnell – einen Joint drehen. Schnell – einen Kaffee aufsetzen. Schnell – Musik an. Schnell – ein Gespräch, ein Gespräch, ein Gespräch.

Dann liegen wir im Bett und schlafen ein.

Warum sie mitgegangen ist, weiß ich nicht. Genauso wenig wie: In vier Stunden rettet sie mein Leben.

IV

OKTOBER – MARRAKESCH

«Nach Marokko? Gibt es in Marokko überhaupt Ärzte?»

«Ja, klar gibt es in Marokko Ärzte. Wie stellst du dir das denn vor?»

«Na ja, Lehmhütten, Schlangenbeschwörer, Durchfall.»

«Nee, das ist doch ewig französische Kolonie gewesen. Mach dir mal keine Sorgen, die haben Topärzte da.»

Fünf Wolkenfinger stehen über dem Minarett der Buchhändler-Moschee und greifen fahrig nach dem letzten Blau des Tages. Auf den flachen Dächern der Altstadthäuser, zwei Stockwerke über dem Labyrinth der Medina, schlägt eine Katze nach späten Fliegen. Der Wind gibt ein Palmenballett.

Die Trommeln der Derwische setzen ein und die Flöten der Schlangenbeschwörer. Weißer Rauch steigt von den hundert Grillbuden auf dem Platz der Gehenkten auf.

Anfangs ist es ein Grollen, dann hebt der Erste seine Stimme und beginnt das Allahu akbar. Aus den Parks steigen in diesem Moment Vögel auf. Dann setzen die Männer auf den anderen kleinen und großen Minaretten der Stadt ein. Hohe und tiefe Stimmen, alte und junge. Stimmen, die heiser flüstern, Stimmen, die singen. Er wird lauter und er wird leiser, er kommt näher, er entfernt sich – der Chor eines unfassbaren Dirigenten.

Der Ruf zum Abendgebet erschallt von hier, dem äußersten Westen der islamischen Welt in Richtung Mekka, bis weit nach Asien. Er erschallt von der Türkei bis fast ans südliche Ende von Afrika. Es ist die Hymne auf den Einzigen Gott und den Gehorsam der Gemeinschaft seiner Gläubigen.

Es ist der Soundtrack der anderen Welt.

Die letzten Sonnenstrahlen bringen die Wolken zum Glühen. Dann eine Explosion in Fliederfarben, und eine Minute später werden die Silhouetten der Palmen vom Dunkel geschluckt. Die Straßenbeleuchtung geht an. Sie taucht die Häuser in sattes Orange, und es wird Nacht in Marrakesch.

Die Trommeln werden lauter.

Was will ich eigentlich hier?

Die Fakten:

Seit fünf Jahren tauche ich, so wie ich arbeite. Jeder Urlaub an einem tropischen Meer, jede Woche sieben Tauchtage. Jeden Tag drei Tauchgänge. Wenn Sie niemals unter Wasser gewesen sind, können Sie das nicht verstehen. Tauchen macht süchtig, mehr als Zigaretten, mehr als Haschisch.

Tauchen ist eine andere Welt.

Einen Meter unter dem Meeresspiegel liegt ein anderer Planet. Sie sind schwerelos. Sie gleiten, Sie fliegen, oder die Strömung zieht Sie wie an einer Leine aus Gummi durch das Wasser. Sie sehen Kreaturen, die Sie nicht für möglich gehalten hätten. Manche sind winzig, andere sind riesig. Einige tödlich, andere friedlich. Denken Sie nicht, die riesigen sind die tödlichen und die kleinen die friedlichen. Es ist genau umgekehrt. Meistens.

Sie kennen Berge? Aber Sie sind noch nie aus eigener Kraft von Wipfel zu Wipfel über die Täler geflogen. Sie waren in einer Kathedrale? Sind noch nie unter der Kuppel geschwebt. Sie waren noch nie schwerelos. Egal, wo auf dieser Welt Sie waren, Sie sind ein Landtier.

Gehen Sie tauchen!

Tauchen ist wie Arbeiten.

Jeder Tag hat einen festen Ablauf. Ihre Ausrüstung ist immer gleich. Sie können sich auf sie verlassen, Sie müssen sich auf sie verlassen können. Es gibt einen Diveguide. Er ist Ihr Freund und Verbündeter, Ihr Vertrauter. Wenn Sie alles richtig machen. Also machen Sie alles richtig!

Es gibt ein Logbuch, da schreiben Sie jeden Tauchgang rein. Tiefe, Zeit, Datum, Ort, Fische. Tauchkamerad. Anschließend wird abgestempelt.

Ich liebe Tauchen. Meine Welt.

Wenn ich irgendwo, irgendwann entspannt war, dann auf den Malediven, in der Karibik oder in Ägypten. Ich habe mittlerweile so viele Stempel islamischer Länder in meinem Pass, dass ich damit niemals mehr nach Israel einreisen könnte.

Vier Wochen will ich nach der Zeit in Timmendorf nach Hamata, ganz im Süden von Ägypten. 150 Kilometer vor Bir Shalatain, der verbotenen Stadt. 151 Kilometer vor dem Sudan, dem verbotenen Land.

Ruhe finden.

Doch die Ärzte lachen mich aus. Tauchen? Vielleicht in einem Jahr!

Mir stehen Tränen in den Augen.

Und ich weiß, ich kann noch nicht einmal ans Meer fahren. Das würde mir das Herz brechen.

Hamburg, vier Wochen – niemals.

New York? Interessiert mich so sehr wie Warschau nach dem Atomkrieg.

Helge rettet mich. Er muss ein Buch schreiben. Er will das in Marrakesch tun. Er kennt die Stadt, hat drei Jahre dort gelebt.

Marrakesch ist Afrika. 52 Tagesetappen bis nach Timbuktu.

Meine Ziele: mein Leben neu organisieren und ein Chamäleon kaufen. Das ist alles, was ich weiß, als ich ankomme.

Es ist Nacht. Der Jamna pulsiert wie ein einziger, lebender Organismus. Rauch, Trommeln, Gnoua-Musik, das Jaulen der Schlangenflöten. Araber und Berber stoßen aus dem Dunkel auf uns zu. Sie fassen uns an, sie reden auf uns ein. Es ist zu viel. Fast zu viel. Ein Katapult in eine andere Zeit. Es riecht nach Mittelalter. Da sind Schatten an den Wänden, oder sind es Teppiche?

Ich habe sechs, sieben, acht, zwölf Sinne.

Ich liebe diese Stadt. Ich lebe. Ich bin endlich da.

Das Riad

Das Haus ist eine Burg. Rote Mauern, fast zwei Meter dick, fensterlos. Eine Holztür, eine Klingel. Niemand, der vor einem islamischen Haus steht, weiß, wie es darin aussieht. Es gibt kein Arm oder Reich und kein Prächtig oder Schlicht von außen.

Vogelgezwitscher – das ist in *diesem* Haus das Klingelzeichen.

Die Hausdame öffnet uns die Tür.

Wir treten in den Hof und fühlen uns wie geduscht. Es ist angenehm kühl und duftet nach einer Mischung aus Putzmittel und Rose. Französische Chill-Musik aus den Boxen. Über uns ein gerahmter Himmel in Marrokanisch-Blau. Auf der Galerie vor den Wohnräumen im ersten Stock werden die blauen Kacheln geschrubbt und geputzt, Teppiche umgelegt, Betten neu arrangiert. Der Hausmeister-Junge gießt Hunderte von Blumen und Pflanzen. Bananen und Oliven, Rosen und Hibiskus, Palmen und Kakteen.

Wir steigen durch das enge Treppenhaus hinauf und blicken zum ersten Mal über die Dächer der Stadt. Auf der obersten Stufe der Terrasse sind wir wie Matrosen im höchsten Ausguck eines Schiffes, und die Stadt ist das unendliche Meer, die scharfen, schwarzen Umrisse des Hohen Atlas sind Wolken am Horizont. Wir nehmen zwei Zimmer. Erst mal für drei Nächte.

Doch wir wissen, dass wir bleiben werden.

Helge hat hier gelebt, um dann nach Kuba weiterzuziehen und dann nach Wien und später nach Berlin.

Zwei Dinge machen die Erkundung einer Stadt, vielleicht der Welt, mit ihm zu einem besonderen Erlebnis: Er läuft so zügig, dass man in kurzer Zeit sehr viel zu sehen bekommt, und er hat einen schweren Hörfehler, sodass man sich jedes Wort, das man mit ihm spricht, genau überlegt. Das ist angenehm, wenn man aus einer Welt kommt, in der pausenlos geredet wird, und zwar ohne Punkt und Komma und ohne Sinn und Verstand.

Wir sind also fast wortlos unterwegs in dieser Stadt, die so brutal und so märchenhaft, so grausam und so schön zugleich ist, dass man ihr alles verzeiht. Wir sehen die Schlangenbeschwörer, alte Männer, die mit ihren Kobras hantieren und Kinder erschrecken und doch genau wissen, dass die Schlangen harmlos sind. Sie haben ihnen die Giftzähne gezogen. Ein halbes Jahr später sind die Schlangen tot – verhungert.

Wir sehen die Affenbändiger mit ihren albern verkleideten Tieren für Touristenfotos. Dicke Ketten um die Hälse, sie werden geschlagen und getreten.

Da sind die Esel, ihre tränenden Augen, in denen Hunderte von Fliegen sitzen, armselige Kreaturen. Da sind die Märchenerzähler, Dutzende erwachsene Männer stehen um sie herum und hören mit offenen Mündern ihren irrsinnigen Geschichten zu, die sie mit Händen und Füßen erzählen. Wir sehen die Wahrsager unter ihren Sonnenschirmen, die den jungen Mädchen Tarots legen und die Zukunft auf weiße Zettel kritzeln, die sie aus Vorsicht vor bösen Geistern sofort verbrennen. Alte Bettelfrauen halten uns Babys unter die Augen und bedanken sich überschwänglich für ein paar Dirham. Einem Kind will ich einen Keks schenken, und es greift die ganze Schachtel mit einem Grinsen, dass ich es nicht übers Herz bringe, sie ihm zu nehmen. Feiertag für die Bettelkinder.

Hundertmal überqueren wir die Straße vor dem großen Platz, jedes Mal erstaunt, dass wir noch leben, wenn wir auf der anderen Seite sind. Die kleinen Peugeot-Taxis und die Radfahrer, die großen Mercedes-Limousinen und die tausend Mofas fahren ein irres Rennen, Tag und Nacht. Es gibt kein Links und kein Rechts, dafür die Macht der Hupe und des Schreiens, und kein einziges Mal kommt es zu einem Unfall.

Ich gehe in einen Laden, und ein Junge, vielleicht acht, mit einem todernsten Gesicht, ist der Verkäufer. Ich will Sandalen, er hat Dutzende. Ich probiere und versuche und schließlich habe ich ein Paar gefunden. Er guckt wieder ernst und sagt: 60 Dirham, 6 Euro. Ich mag nicht mit ihm handeln. Die Schuhe trage ich heute noch.

Da – ein Streit. Ein Dutzend Männer laufen hinter einem kleinen Kerl her. Als sie ihn schließlich an der Mauer des Café Glacier stellen, bezieht er Prügel vom Feinsten. Die Menge wächst. Die Polizei kommt dazu.

Viele Zuschauer holen sich einen Snack zum Kampf: eine Brothälfte, in der ein gekochtes Ei, mehlige Kartoffeln und Leinöl zu einer festen Masse gequetscht sind. Der kleine Kerl schreit und wehrt sich. Schließlich kann er entkommen, und die Menge zerstreut sich.

Helge kennt sich aus in Marrakesch, die Marrekschis kennen ihn – und alle freuen sich, ihn wieder zu sehen.

Kein Wunder: Als er noch hier gelebt hat, verdiente er so 30 000 Mark im Monat. Und weil er nicht gerade ein Bausparer ist, ging das Geld ohne große Verzögerung in die Marktwirtschaft. Außerdem ist er natürlich ein wirklich feiner Kerl.

Sein bester Freund, unser bester Freund, der engste Vertraute, ist Omar. Wir treffen ihn an seinem Stammplatz vor dem Café C. T. M.

Omar, von dem keiner genau weiß, womit er sein Geld verdient. Omar, der drei Jahre lang das Haus meines Freundes geführt hat, der immer Hilfe und Rat weiß. Omar, der ruhende Pol. Ein feiner Geist im Körper eines Giganten mit hoher Stirn und breitem Schnurrbart. Omar, der sich so viel Zeit nimmt, die Bäume im Garten des Hauses zu gießen, und der so unendlich zärtlich mit Tieren spielt. Omar, der die Lagerfeuer auf dem Dach des Schriftstellerhauses so vermisst hat und der uns jetzt möglichst schnell ein neues Haus besorgen will. Omar, mit dem man stundenlang zusammensitzen kann, ohne ein Wort zu sprechen. Omar, der auf dem Weg in die Berge den Fahrer bittet, kurz anzuhalten, um dann auf der Straße zu tanzen und zu erklären, ihm sei gerade so nach Musik gewesen. Omar, der mutmaßliche Derwisch.

Stundenlang liege ich auf einem Diwan und merke nur daran, dass es dunkel und kühl wird, wie die Zeit vergeht. Ich höre französischen HipHop und Massive Attack, rauche und denke. An nichts.

Nichts zu tun ist keine Schande. Andere MACHEN und andere BRINGEN und andere KÜMMERN sich. Ich aber liege einfach nur herum und sehe zum ersten Mal seit Jahren Tiere in den Wolken und Geschichten in den Kacheln an den Wänden. Ich schließe die Augen, und da ist nichts. Kein Gedanke, keine Erinnerung, keine alte Schuld.

Ich höre die Gespräche der anderen Leute, und obwohl ich jetzt schon viel mehr Französisch verstehe, verschmelzen sie mit der Musik zu einem angenehmen Lied. Aber das hat alles nichts mit mir zu tun, und ich will auch niemanden sehen und an niemanden denken.

Der Dünne spurtet in sein Zimmer, lässt die Jeans fallen, reißt sich das Hemd vom Leib und übernimmt sofort das Kommando. Den Rest des Tages läuft er wohl in seiner schwarzen Calvin-Klein-Unterhose durch das Riad, raucht Unmengen an Haschisch und hält Volksreden auf Französisch.

Nein, mit den Arabern kann man keine Geschäfte machen.

Viel zu langsam, viel zu wenig beständig in der Qualität.

Unzuverlässig, träge, faul.

Der Dünne ist ganz klar der Chef, die drei Dicken, die mit ihm gekommen sind, wahrscheinlich Untergebene oder Geschäftspartner. Die alte Frau mit der Gucci-Sonnenbrille und der Zigarettenspitze ist seine *maman*. Wegen ihrer Altersflecken sieht ihre Haut aus wie die einer Giraffe. Die Frau ist lesbisch. Jedenfalls fummelt sie dauernd an den Brüsten der Mädchen herum, die ab sofort im Hotel ein und aus gehen.

Die drei Dicken können ihr Glück kaum fassen. Sie liegen den ganzen Tag auf den roten Diwanen und trinken erst Tee, später Bier, während die zierlichen Mädchen ihnen ihre schlanken Arme über die Schultern legen.

Einer, und das ist natürlich der Hässlichste und Kahlste und Schmerbäuchigste und Shortstragendste, hat eine unersättliche Lust. Ist mal eines der Mädchen zum Einkaufen, muss sie ihm *sofort* nach der Rückkehr aufs Zimmer folgen. Eine Viertelstunde später winkt er ein zweites Mädchen dazu. Der Dünne, mittlerweile vollkommen dicht, und seine Mutter machen sich an einem Mädchen zu schaffen.

Das Ganze ist eine Geschäftsreise. Die vier sind Möbelhändler aus Frankreich, die in Marokko günstig in Handarbeit produzieren lassen wollen. Im Hof wimmelt es jetzt auch von Händlern und Lieferanten, die ihre Ware präsentieren und Holz anschleppen, um die vier von der Qualität zu überzeugen. Der Dünne hat keine Scheu, diese Verhandlungen in Unterhose und mit einem riesigen Joint zwischen den Fingern durchzuführen. Seine Mutter läuft im Sarong durch die Szenerie, aber dass ihr nichts peinlich ist, weiß man ja schon.

Nach vier Tagen zieht die Truppe ab – für eine Woche in die Gegend hinter den Atlas, um noch billigere Arbeiter zu finden. Man verlässt das Hotel samt Prostituierten. Die Mädchen verdienen 50 Euro am Tag. Wenn sie nicht spuren, empfiehlt Luc, sollte man sie ruhig mal ein wenig schlagen.

«Alors: zack. Compris?»

Spinnen die Franzosen?

Und wer ist Luc?

Vielleicht der glücklichste Mensch der Welt. Vielleicht aber auch nur der beste Aufschneider.

Stellen Sie sich einen Franzosen vor. Stellen Sie sich einen französischen Halunken vor. Seidenjacke, Jeans, braun gebrannt. Dunkle Augen, dunkles Haar. Das ist Luc, er ist der Chef des Hotels. Er wohnt in einem Zimmer im Erdgeschoss. Er schläft nie allein (bis auf eine Nacht). Das Erste, was er morgens tut, wenn er gegen 11 Uhr aufwacht, ist, einen Joint zu drehen. Haben wir ihn je arbeiten sehen? *Non*. Immerhin waren wir vier Wochen im Hotel.

Er war in Südamerika, er war in Spanien, geboren ist er in Algerien. Drogen, denken wir.

Vielleicht auch. Später hören wir die Geschichte: Gaunereien in Frankreich, Gaunereien in Marokko. Aber immer mit Stil.

Und mit einer patenten Partnerin an der Seite: Chantal, mutmaßlich seine Exfreundin. Jetzt Mitinhaberin des Riad. Aber nur alle zwei Monate aus Paris da, zum Ausspannen. Das letzte Mal hat sie Luc in einem dermaßen verkommenen Zustand vorgefunden, dass sie zwei Tage mit einem Spiegel hinter ihm hergelaufen ist und ihn gezwungen hat, hineinzuschauen. Er hat dann tatsächlich für zwei Monate kein Dope mehr geraucht.

Jeden jagen so seine eigenen Dämonen.

Er hat uns trotzdem unheimlich viel geholfen.

Die Holzheinis kommen aus der Wüste zurück. Jetzt beginnt ein kleines Drama: Der schlimme Dicke hat sich verliebt.

Die kranke Welt der Amélie.

Das Mädchen ist fast blond, dünn und hat große, treue Hundeaugen. Der Dicke ist ein runder Gigant mit schütterem Haar und Händen, die größer sind als ihr Gesicht. Ungeschickt fassen sie nach ihr, greifen in ihr Haar. Wie ein Schuljunge legt er sich auf den Diwan neben sie, und seine Pranke kratzt über ihren Arm. Er kann nicht aus seiner Haut: Während er ihr einen tölpelhaften Kuss auf die Wange drückt, fasst er mit seiner Hand an ihre Brust. Wenn sie auf sein Zimmer muss, bestellt er ein zweites Mädchen dazu. Sein Mund ist voller Liebesschwüre und seine Hose voller Lust.

Das Mädchen verabscheut ihn, und oft beobachten wir sie, wie sie auf die Toilette verschwindet, um zu weinen. Als er abreist, drückt er ihr einen Stapel abgewetzter Geldscheine in die Hand. Sein Kleingeld. Ihr Hurenlohn.

Der Morgen ist schön, aber die Stimmung ist schlecht. Ich werde durch Frauengeschrei geweckt und stecke schnell meinen Kopf aus dem Vorhang.

Folgende Szene: Lucs feste Freundin, eine wunderschöne schwarze Frau mit kurzen, hennagefärbten Haaren, jagt den Hotelbesitzer über den Hof. Er trägt geblümte Boxershorts und lacht. Sie nicht. Sie gibt den Zorn Afrikas, und zwar mit Leib und Seele. Die Hausdame steht in der Tür zur Küche und schreit ebenfalls auf Luc ein. Die Angestellte macht ein trauriges Gesicht, der Hausmeister-Junge kichert.

Aha, da kommen auch schon die beiden Gründe der Aufregung aus Lucs Zimmer marschiert. Zwei kleine Marokkanerinnen in Luc-Hemden, mit zerzaustem Haar, reiben sich den Schlaf aus den Augen.

«Der Schuft», schreien die Frauen.

«Ach, lasst mich in Ruhe», schreit Luc.

Bis zum Nachmittag wird die Situation ausgiebig diskutiert. Dann setzen sich Lucs schöne Freundin und die beiden Mädchen an einen Tisch und schließen marokkanischen Frauen-Frieden. Ein paar Geldscheine wechseln die Besitzerin.

Anschließend geht Luc mit seiner Freundin los. Als sie zurückkommen, trägt er viele, viele Einkaufstaschen, und sie lacht wieder. Am Abend lädt sie zwei Freundinnen ein und marschiert anschließend in die Disco. Luc schläft allein in dieser Nacht, aber nur in dieser. Die Sache ist geregelt.

«Das gefällt dir doch sicherlich sehr gut da, in diesem Hotel.»

«Bist du eifersüchtig?»

«Ja, auf das schöne Wetter.»

«Hexe.»

«Wann kommst du zurück?»

«Ich brauche hier noch ein bisschen.»

«Ich würde dich gerne wieder sehen.»

«Geht mir genauso.»

Am Morgen kommt ein Araber und bringt den Schlafmohn. Die Köchin macht sich nach Lucs Anweisungen sofort an die Arbeit, daraus einen schönen Opiumtee zu kochen. Das ist ziemlich einfach – der Mohn wird nur mit heißem Wasser aufgekocht. Der Saft, der daraus entsteht, ist schmutzig grau und wird lauwarm getrunken.

Luc lädt uns ohne Vorrede dazu ein, indem er sich mit einer großen Kanne an unseren Tisch setzt, ein Glas herunterstürzt und uns alle auffordert, es genauso zu tun. Zur Feier des Tages.

Was auch immer es zu feiern gibt.

Das Zeug schmeckt fürchterlich nach nassem Teppich, und ich habe ziemlichen Respekt vor der neuen Droge, aber ich gehe davon aus, dass Morphium und Opium letztlich aus der gleichen Pflanze kommen und ähnliche Wirkungen erzielen. Luc bittet, eine Viertelstunde bis zum Einsetzen der Wirkung einzuräumen.

Jetzt kennt jeder eine Opiumgeschichte: dieser Abend Paradies, nächster Tag Schüttelfrost und Schweißausbrüche.

DANN kommt das Opium. Und macht die Ecken rund. Und macht die Farben wirklich bunt. Und hebt mir die Füße an. Und wickelt eine Wolke um meinen Körper und meine Gedanken.

Mein Herz geht auf wie ein Hefekuchen. Ich liebe: meinen Reisebegleiter, Marokko, die Sonne, den Wind, den Regen und die islamische Welt. Ich liebe: alle, die zu Hause sind, alle, die ich kenne, alle Menschen, die leben. Am Abend wird auf dem Dach des Hauses ein großes Feuer entzündet. Selig sitze ich in der Hitze der Flammen, stochere mit einem Stock in der Glut und stopfe mir Hand voll um Hand voll gebrannte Mandeln und geschälte Pistazien in den Mund.

In der Nacht schlafe ich, satt von Träumen, wache allerdings auf, als die Muezzins ihren Morgengesang anstimmen. Im Dunkeln und im Opium ist es der spröde Gesang einer düsteren Welt voller dunkler Gesichter und enger Gassen. Die Stimmen sind heiserer als am Tag, als wären die Kehlen noch trocken und das Lied jetzt eine düstere Hymne auf einen zornigen Gott, der seinen Gläubigen befiehlt, in den heiligen Krieg zu ziehen. Mich fröstelt es angenehm, und am Morgen ist der Opiumrausch verflogen.

(Wie lange kann man in Marrakesch bleiben, ohne komplett durchzudrehen?)

Das Chamäleon

Ich will mir also ein Chamäleon kaufen, das war von Anfang an klar. Ich stellte mir das Haus vor und darin einen Garten mit großen Sträuchern, in die ich das Tier setzen will.

Auf dem Markt gibt es Dutzende von Ständen, an denen Echsen angeboten werden. Ich will meine auf dem alten Sklavenmarkt kaufen.

Ich gehe los, durch das kleine Tor, über den großen Platz. Es gibt keinen Grund zur Eile. Die Männer an den Orangensaftständen winken und rufen: «Monsieur! Monsieur!» An Stand Nr. 11 nicke ich kurz und bekomme einen Saft, der fast zu kalt zum Trinken ist.

Dann verschlingt mich der Basar. Durch das Schilfdach über mir dringen nur wenige Sonnenstrahlen, und die brennen scharfe Muster auf den Lehmboden.

Die schmalen Läden zu beiden Seiten platzen vor Waren. Spiegel und Tröge. Tische und Bänke, Stühle und Türen, bunt bemalt, ornamentiert, gedrechselt und gefräst. Kaftane mit Bordüren in Gold, Brokat und Silber. Tassen und Schalen, Teller und Platten aus Porzellan und Teegeschirr aus Silber. Beschlagene Spazierstöcke und Fliegenpeitschen, da gibt es Geldbörsen und Lederkissen, Fußbänke und Schuhputzzeug. Spiegel in Goldrahmen und Globen aus Ebenholz.

Ich gehe weiter und sehe Gewürze in großen Körben, getrocknete und gesüßte Datteln und Feigen. Nüsse in Trögen,

Süßholz aus Afrika. Das sind Berge von Tomaten und Kohl. Salate und Zwiebeln. Hundert kindgroße Gläser voller eingelegter Oliven, fetter Trauben. Ich sehe ein halbes Rind, Hühner ohne Kopf. Pansen und Herz, Leber und Hackfleisch. Hirn und Fettgewebe. Es riecht nach dem Kot der Pfauen und Hühner, der Enten und Gänse, die in ihren Käfigen sitzen und gackern. Ein Araber schleppt ein halbes Dutzend Hühner über der Schulter. Die Tiere sind an den Beinen zusammengebunden. Ihre Köpfe schleifen über den Boden.

Der Basar saugt mich mit seinen Farben und seinen Geräuschen und seinen Gerüchen auf, und ich stakse wie in Trance. Ich stehe plötzlich in kleinen Lichthöfen und vor Müllplätzen. Ich laufe in Sackgassen und verliere in besonders schmalen Winkeln den Mut. Ich sehe Katzenbabys, die auf Plastikplanen liegen, und große Streunerkater auf der Suche nach Streit. Ich rieche Eselschweiß und Rauch.

Kinder lachen mich an, Kinder haben Angst vor mir. Ein kleines Mädchen macht große Kulleraugen und stemmt die Hände in die Hüften. Ein Junge macht: Pengpeng.

Er geht mit seinem Freund Arm in Arm, sie sind vielleicht acht Jahre alt. Drei sitzen auf einem Fahrrad. Drei fallen mit dem Fahrrad um. Zusammen mit einem kleinen Mädchen lache ich die Radfahrer aus. Sie lachen zurück.

Eine neue Kreuzung, ein neuer Schlund. Da sind Zwerge mit Buckel, verkrüppelt, am Stock. Weiße Bärte und ausgestreckte Hände. Da sind Kaftanträger mit strengem Blick und verschleierten Frauen. Ein smarter Kerl mit Lederweste ruft Namen von Bundesligaspielern. Dicke Männer zwirbeln an ihren Schnurrbärten oder essen selbstversunken ihre Tangines mit den Händen. Aus kleinen Luken heraus wird grüner Tee verkauft, stark gesüßt und mit Pfefferminze aufgebrüht.

Schließlich erreiche ich über Hunderte von Umwegen den

Sklavenmarkt, den ich gesucht habe. Gleich am ersten Stand gibt es ein Chamäleon mit gelben Punkten.

Was kostet ein Chamäleon in Afrika? In Deutschland bekommt man eins für rund 200 Euro, man braucht eine Cites-Bescheinigung, also die Erlaubnis, das Tier zu halten.

In Marokko gibt es Hunderte von Chamäleons in kleinen Drahtkäfigen, die Männer pflücken die erwachsenen Tiere im Atlas praktisch von den Bäumen und Sträuchern. Fast jeder Händler zeigt einem Käufer außerdem einen Schuhkarton mit 20 oder 30 Jungtieren, die nur so groß wie ein Daumennagel sind.

Ein Junge mit schlechten Zähnen in einem dreckigen Umhang holt das gelb gefleckte Tier aus seinem Drahtkäfig, dessen Boden mit Salatblättern bedeckt ist. Er gibt mir die Echse, und das Chamäleon krabbelt zielsicher an meinem T-Shirt in Richtung Kopf. Es hat schon gewonnen.

Ein gutes Chamäleon.

Eins ist so gut wie das andere, oder?

«Schau, es kann die Farbe ändern», sagt der Junge und pustet dem Tier Zigarettenrauch an den Kopf. Es wird pechschwarz – das Zeichen für Unbehagen.

Ich frage nach dem ersten Preis. Der ist natürlich unverschämt hoch, und es geht lange hin und her. Außerdem fehlt noch ein Käfig, und den muss der Junge erst bei einem Tischler auf der anderen Seite der Souks holen. Dass macht den Preis nicht günstiger, aber ich bleibe hart und bekomme das Tier schließlich, nachdem ein Mann, der die ganze Zeit im dunklen Schatten des Ladens saß, meinen letzten Preis abgenickt hat. Jetzt ist der Junge natürlich sauer, ich aber laufe mit meinem gelb gefleckten Chamäleon durch den Basar in Richtung Hotel.

Ich habe das Chamäleon nicht ohne Hintersinn gekauft. Vielleicht kann ich von ihm lernen. Ihre Langsamkeit hat mich schon immer fasziniert.

Stopp!

Langsam ist falsch.

Bedächtig schleicht das Chamäleon durch sein Revier.

Schleicht ist falsch. Es steigt durch sein Revier. Das Chamäleon setzt immer erst den vorderen linken, dann den hinteren linken, dann den vorderen rechten und dann den hinteren rechten Fuß vor sich.

Füße ist wieder falsch. Das Chamäleon hat vier Greifhände, die jeweils geteilt sind. An der einen Seite hat es zwei, an der anderen drei Finger mit langen, spitzen Krallen. Die sind innen mit hornigen Lamellen versehen. So kann das Tier sich mit seinen vier Extremitäten sowohl auf weichem wie auf hartem Untergrund perfekt halten.

Vier ist falsch. Der Schwanz stützt bei allen Manövern das Tier ab und greift häufig auch um Äste und Stangen.

Das Tier hängt immer irgendwo an oder bei mir. Ich lasse es über meine Hände und über meine Arme und die Hose laufen. Es hangelt sich am Poloshirt auf meinen Kopf, von da in den Nacken und will dann auf die Wand krabbeln, an die ich mich lehne. Es scheitert an den Wandkacheln.

Es legt gewaltige Strecken zurück und verliert dabei nie seine Ruhe und Bedächtigkeit. Es greift nie daneben. Es fällt nie, ob es nun kopfüber die Außenseite seines Käfigs erklimmt oder sich an Schlingpflanzen aus kinderhohen Terrakottatöpfen hangelt.

Ich beobachte die sehr speziellen Augen des Chamäleons, die sich, zu einem Höcker geformt, unabhängig voneinander in alle Richtungen bewegen lassen. So kann das Tier den Körper in absoluter Ruhe halten und mit zwei Perspektiven gleichzeitig nach Futter ausschauen. Hat das Chamäleon seine Beute im Blick, öffnet es das Maul leicht, um die klebrige Langzunge in Position zu bringen. Wie bei Fröschen, denke ich, nur mit einem fleischigen Knubbel am Ende der Zunge.

Aber das Tier ist die Jagd nicht gewohnt. Nur einmal kann ich sehen, wie es selbst eine Fliege mit dieser Zunge erschlägt und dann verschlingt. Ansonsten muss ich für das Futter sorgen.

Das Chamäleon mit den gelben Punkten hat keinerlei Angst vor Menschen. Streckt man ihm den Arm in einer guten Position hin, klettert es ohne zu zögern bis zum Gesicht. Kein Vergleich mit den neurotischen Leguanen, die in helle Panik verfallen, wenn man in die Nähe des Terrariums kommt.

Dann ärgere ich mich über mich selbst. Ich hätte das Chamäleon John Franklin nennen sollen, nach dem Polarforscher und Helden des Romans «Die Entdeckung der Langsamkeit», den tragischerweise die ersten Dosenlebensmittel der Welt um Ruhm und Leben brachten. Leider hatte ich vorher schon einen anderen Namen ausgesucht.

Das Chamäleon braucht Futter. Die Marokkaner sind liebenswerte Menschen, haben aber keine Ahnung davon und kein besonderes Interesse dafür, Chamäleons artgerecht zu halten und ernähren. Schon beim Kauf hatte mir der Junge erklärt, dass das Tier nicht fresse. Mit einem speziellen Handgriff könne man es aber zwingen, sein Maul aufzureißen, um dann einen kleinen Klumpen Salat hineinzuschmeißen: Zwangsernährung.

Dabei sind Chamäleons Raubtiere und nehmen ausschließlich lebende Nahrung zu sich: Schnecken, Fliegen, Käfer, größere Tiere fressen sogar junge Ratten oder Mäuse.

Haben Sie schon einmal versucht, in Marrakesch Ungeziefer aufzutreiben? Ich weiß, was Sie denken, aber das ist nicht so einfach.

Ich entwickele mich zu einem Experten der Fliegenjagd. Sobald ich eine erblicke, erstarre ich und beobachte die verschiedenen Landeplätze. Fliegen surren immer nach einem bestimmten Muster durch einen Raum. Sie landen immer an den gleichen Plätzen. Sie bleiben immer die gleiche Zeit ruhig.

Wenn ich sicher bin, eine zu kriegen, schlage ich mit der flachen Hand zu.

Als ziemlich erfolgreich erweist sich folgende Methode: Ich lege mich in die Sonne, warte, dass mein Schweiß eine Fliege anlockt, und schlage dann zu. Ich bin sozusagen der Köder für die Nahrung des gelb gefleckten Chamäleons.

Von zehn Versuchen gelingen vielleicht drei, und von den Fliegen bleibt selten mehr als Brei übrig. Auf den reagiert das Chamäleon nicht – und muss also doch zwangsernährt werden. Klappe auf, Fliege rein. Besser als Salat.

Als dann noch zwei Freunde nach Marrakesch kommen, wird die Fliegenjagd zu einem kleinen Volkssport, und das Tier verspeist oft schon vormittags fünf fette Brummer. Langsam, aber sicher entwickelt es wieder eigene Instinkte. Sobald eine Fliege, halb zermatscht oder mit nur noch einem Flügel oder zwei Beinen, vor ihm liegt und die Teleskopaugen sie entdecken, kommt Bewegung in den Kiefer des Chamäleons. Aus den Tiefen seiner Kehlwamme scheint es die Zunge nach oben zu würgen, um sie dann in einer Bewegung in Richtung Fliege zu spucken. Das sieht langsam aus und geht doch blitzschnell. Der vordere Teil der Zunge ist verdickt und klebrig – das Jagdwerkzeug.

Genauso langsam wie alle übrigen Aktionen des Tieres wird die gefangene Fliege erst nach Minuten aus dem Maul in den

Magen befördert. Sie zappelt noch, während das Chamäleon genüsslich die Augen schließt.

Ich weiß nicht, wie viele Stunden ich bei dem Chamäleon liege und seine Zeitlupenbewegungen beobachte. Nach einer Woche bin ich ganz zufrieden. Ich bilde mir ein, dass sich die Langsamkeit des Tieres auf mich überträgt. Allerdings rauchen wir auch ziemlich viel Haschisch.

«Hi.»

«Weißt du, wie spät es ist?»

«Ja, hier sind zwei Stunden eher, und ich dachte nicht, dass du schon im Bett liegst.»

«Tu ich aber.»

«Allein?»

«Und das geht dich was an?»

«Geht es mich was an?»

«Keine Ahnung.»

«Sehen wir uns, wenn ich wieder da bin?»

«Ist wohl zu gefährlich.»

«Wie meinst du das? Herz oder Herz?»

«Das wird mir jetzt echt zu kompliziert. Bis morgen.»

Das Haus

Der Hausbesitzer kommt extra aus Rabat, mit dem Zug ist das eine lange Reise. Er hat sich vorgenommen, dies hier schnell über die Bühne zu bringen. Er guckt ziemlich traurig, weil er weiß, dass er trotzdem den ganzen Tag brauchen wird. Der Makler, ein Zwerg, der dauernd in Arabisch auf uns einredet, ist schon ganz aufgeregt und erhöht seine Provision um 1000 Dirham.

Wir besichtigen das Haus, das wie eine alte Karawanserei aussieht. Es ist schätzungsweise 150 bis 200 Jahre alt, aber 20 Jahre lang hat niemand hier gewohnt. Der ursprüngliche Besitzer hat vor Jahrzehnten Karriere in der Regierung gemacht und das Haus einfach vergessen. Jetzt muss viel renoviert werden, daher ist die Miete relativ günstig – umgerechnet 600 Euro im Monat. Zwei Monatsmieten nimmt der Hausbesitzer gleich mit, eine weitere streicht der kleine Makler ein, und man verabredet sich für den Nachmittag im Café Glacier, um die Verträge zu unterschreiben.

Selbstverständlich kommen die Araber zu spät, und als sie dann endlich da sind, müssen sie gleich wieder weg: Beten.

Ich vertreibe mir die Zeit, indem ich auf meinem Tisch in dem kühlen Kaffeehaus Fliegen für die Echse jage. Die kleinen Leichen stecke ich hinter das Zellophan einer Zigarettenschachtel.

So, nun kommen die Männer zurück, und es entsteht noch einmal großes Palaver, dann geht es ins Amt, offensichtlich das Katasteramt von Marrakesch. Ich gehe alleine mit dem Hausbesitzer, denn nur wir beide müssen unterschreiben. Wir überqueren den großen Platz und stehen wenig später im Büro.

Ein kahler Raum. Zwei abgewetzte Tische, dahinter zwei schiefe Stühle. Darauf: zwei marrokanische Beamte. Und davor eine laute Menge Antragsteller. Schlange stehen gibt es nicht. Jeder wirft seine Papiere auf den Tisch des Mannes, und schon bald hat der so viel Papiere, Briefmarken, Ausweise und Dokumente dort liegen, dass er natürlich den Überblick verliert. Jetzt gilt das Recht des Stärkeren, wer laut genug schreit und gestikuliert, wird am schnellsten abgefertigt. Der Beamte ist unglaublich langsam – und arbeitet immer an mehreren Vorgängen gleichzeitig. Das verzögert sämtliche Arbeiten ins

Unermessliche, bis der gesamte Raum komplett voll mit Marokkanern ist, die sich alle in der Wolle haben und aufeinander einschreien. Dann kommt der Bürochef aus dem Nebenzimmer, brüllt alle zusammen, und für ein paar Minuten herrscht wieder so etwas wie Ordnung. Verzögert wird die Angelegenheit durch ständige Streitereien zwischen den beiden Beamten im Raum. Es geht offensichtlich um Zuständigkeiten, vielleicht aber auch nur darum, dem Kollegen möglichst viel Arbeit aufzuhalsen.

Der Hausbesitzer aus Rabat ist nicht sonderlich gut im Vordrängeln. Erst legt er vorsichtig die Verträge auf den Rand des Tisches, Minuten später die Briefmarken, mit denen die Gebühr bezahlt wird. Alles fällt vom Tisch, er hebt es auf, doch mindestens zwei andere Kunden haben die Gelegenheit genutzt, ihre Papiere in die Lücke zu werfen. Wir warten fast eine Stunde. Erst dann bemerkt uns der Mann hinter dem Schreibtisch, hangelt nach zwei dicken Büchern, in die er mit Stift und Lineal jeweils eine Linie zieht und sorgfältig Namen, Vertragsdatum, Anlass und Inhalt einträgt. Dann müssen beide Vertragspartner unterschreiben, und das Geschäft ist perfekt.

Ich bin jetzt Mieter eines Hauses in Marrakesch, drei Minuten vom Jamna el Fnar entfernt, im Herzen der Souks.

Wir haben uns fünf Häuser angeschaut, bevor wir unseres gefunden haben. Aber die Suche hat trotzdem fast vier Wochen gedauert.

Die Idee, ein Haus zu suchen?

Vielleicht war sie von Anfang an da.

Der erste Makler war ein Arschloch, der zweite ein Betrüger, und der dritte konnte ziemlich gut Holländisch, was ich irgendwie dekadent fand: Als Deutscher mit einem Marokkaner durch die Medina zu laufen und auf Holländisch über die Hausanmietung zu diskutieren. Krank.

Die Häuser jedenfalls, die sie uns zeigen, sind alle Schrott. Zu klein, zu teuer, zu weit außerhalb. Eins ist eine Totalruine und eins komplett möbliert. Wir hätten es sofort beziehen können, aber es sieht von innen aus wie der Polster gewordene Traum eines Hobbyarchitekten aus Kreuzberg. Außerdem ist der Innenhof von einem grünen Wellglasdach abgedeckt. Das kann man zwar theoretisch mit einem komplizierten Mechanismus zur Seite schieben, aber als das dem Makler nicht gelingt, nehmen wir endgültig Abstand von dieser Angelegenheit.

Dass wir letztlich doch noch ein Haus finden, ist in erster Linie der Verdienst von Abdel Omar, einem schätzungsweise 15-jährigen Jungen, der alles daransetzte, dass wir ihn für einen Makler hielten.

Abdel Omar klingelt also und wird vorstellig. Durch seine Mutter habe er erfahren, es gebe da in Lucs Riad zwei Deutsche, die auf der Suche nach einem Haus seien. Und da er, Abdel Omar, nicht nur Nachbar, sondern auch Makler sei, könne er uns ein Objekt gleich am nächsten Morgen zeigen.

Und am übernächsten Morgen. Und am überübernächsten Morgen. Und drei Tage später.

Denn der «Mac», wie Abdel Omar den Hauptmakler nennt, taucht und taucht nicht auf. Oft steht Abdel Omar abends mit sorgenzerfurchter Stirn, auf der auch mal ein Pickel glänzt, in der Tür und überredet uns zu neuen Treffen.

Er tut uns Leid, wir haben nicht viel Besseres zu tun, und so nehmen wir eines Tages sogar eine Essenseinladung ins Haus Abdel Omars an. Dahinter steckt folgender Plan: Der Sohn vermietet uns ein Riad, die Mutter wird als Köchin engagiert, und die ganze Familie hat profitiert. Leider: Es gibt wieder Terminprobleme, wir sitzen stundenlang auf weichen Polstern neben schnarchenden Tanten und bekommen schließlich ein wirklich gutes Essen – doch wir haben den Glauben an die Abdel Omars verloren.

Als das Treffen mit dem Makler schließlich klappt, sind wir von dem Haus begeistert und verabreden uns für die Vertragsangelegenheiten. Abdel Omar drängt uns noch am gleichen Morgen, einen Maklervertrag zu unterzeichnen. Er bittet uns in ein Kinderzimmer mit Schreibtisch. Darauf ein Lineal, ein Blatt Papier, ein Solartaschenrechner und ein Epson-Drucker. Den dazugehörigen Computer will der Junge von unserem Honorar kaufen. Er ahnt wohl schon, dass das nichts wird: Die 100 Dirham, die ich ihm gebe, nimmt er überschwänglich an. Der Vertrag über 5000 Dirham Vermittlungsgebühr bleibt ohne Unterschrift, und in den nächsten Tagen stecke ich ihm, wenn ich ihn auf der Straße mit seinen Kumpel sehe, mal ein paar Münzen zu.

Wir feiern über den Dächern von Marrakesch, auf der großen Terrasse unseres Hauses. Ein Lagerfeuer brennt, die dicken Scheite knistern, und die Flammen werfen Märchenschatten auf die weiße Wand. Dazu gibt es Bier aus Flaschen, «Flag», die einheimische Marke. 50 Stück liegen in einem Karton, das ganze Haus ist mit 20 kleinen Lampions beleuchtet.

Luc ist eingeladen, er hat sich eine 16-jährige Hure mitgebracht, die aber sehr nett ist, und Emma. Wir unterhalten uns auf Französisch, Englisch, Arabisch. Luc erklärt, wie er sein Riad renoviert und auf Vordermann gebracht hat, und alle sind sich sicher, dass das hier auch hervorragend funktionieren wird.

Omar und ich sitzen jetzt etwas weiter weg von den anderen. Der Araber fragt:

«Was ist denn jetzt mit deinem Herzen?»

«Wie meinst du das?»

«Spürst du es? Hast du Schmerzen?»

«Manchmal ja. Im Moment nein.»

«Ich habe früher auch geraucht. Ich war mit einem Freund bei einem Fußballspiel, und er wollte gerade einen schönen Joint drehen. In dem Moment, als er fertig war und ich ihn anzünden sollte, habe ich einen großen Stich im Herzen gespürt. Von der Sekunde an habe ich nicht mehr geraucht. Keine einzige Zigarette.»

«Warst du beim Arzt?»

«Das kann ich mir nicht leisten. Aber mein Herz ist in Ordnung.»

Bei Tageslicht und nach Abschluss eines Vertrages betrachtet, ist das Haus eine Ruine mit Möglichkeiten. Die Wände sind schief, an einigen Stellen sogar gebrochen. In jedem Raum gibt es meterhohe Risse vom Boden bis an die Decke. Die Kacheln in den beiden Salons im Erdgeschoss sind unglaublich hässlich, die müssen alle raus. In einem der vier Schlafräume im ersten Geschoss kann man durch die Spalten in der Decke die Wolken ziehen sehen. Die Badezimmer sind eine Katastrophe, marokkanische Toiletten, also ein Loch im Boden. Die Duschen, falls es jemals welche gegeben hat, sind weggefault. Außerdem sieht der Boiler, besser gesagt der Exboiler, eher aus wie ein Torpedo, der an zwei Drähten von der Decke hängt. In der großen Spüle in der Küche liegt eine daumenlange Schabe (tot). Die Kacheln hat ein Kind oder eine wahnsinnige Köchin mit Superhelden-Transparentaufklebern verziert. Die Zimmer sind alle zu dunkel, es müssen mehrere Fenster hineingebrochen werden.

Doch der Innenhof entschädigt für alles. Schachbrettkacheln auf dem Boden; ein Zitronen- und ein Orangenbaum, die jeweils bis fast auf die Dachterrasse reichen, spenden einen unglaublichen Schatten. An diesen letzten heißen Tagen des Sommers wirkt jeder Schritt in dem Hof wie ein Schwimmzug in kühlem Wasser.

Einer unserer Freunde, Helmut, ist Art-Director. Er betritt Marrakesch im Sommeranzug und einem original Panamahut. Mit dem Hotel ist er entgegen schlimmster Befürchtungen durchaus zufrieden und verkündet, nicht ins «Mamounia», das Hotel mit den besten Nüssen Afrikas, umziehen zu müssen. Am nächsten Morgen inspiziert auch er das Haus und legt zusätzliche Fensterdurchbrüche und Wandstoffe für die Sanitärräume fest. Mit Kreide schreibt er auf jede Wand die künftige Farbe. Mit dem Boden in den Schlafräumen ist er insoweit d'accord, als sie ihn an italienisches Terrazza erinnern. Die himmelblaue Waschfarbe einiger Wände ist ebenfalls okay. Helmut stellt in Aussicht, zu überlegen, ob er auch bei der Einrichtung des Hauses beratend zur Verfügung steht.

«Jetzt bist du verraten und verkauft. Jetzt kannst du dein Geld gleich verbrennen.»

«Wieso?»

«Weil man keine Verträge unterschreibt, die auf Arabisch geschrieben sind, auf denen das Einzige, was du lesen kannst, dein Name ist. Weil es nicht reicht, wenn dein Vermieter das alles in Französisch übersetzt, eine Sprache, die du ja überhaupt nicht sprichst.»

«Du verstehst das nicht, hier gilt ganz normales französisches Recht, und …»

«… oder du hast für sechs Jahre ein Haus in Marrakesch an der Backe, wo du vielleicht zweimal hinfährst in deinem ganzen Leben, und zahlst dafür monatlich Miete.»

«Lass mich in Ruhe, du verstehst das nicht. Es geht um mehr als ein Haus …»

«Du bist selber schuld, wenn du so ein Idiot bist.»

«Danke.»

Wer in Marokko bauen will, braucht Arbeiter, Papiere, Baumaterial und einen Läufer.

Der Läufer ist schnell gefunden. Er heißt auch Abdel, aber wir nennen ihn Chef. Er war schon vor Jahren in gleicher Position bei Helge beschäftigt und ist der perfekte Mann für den Läuferjob. Abdel hat einen Klumpfuß und ein Teufelslachen und es deswegen nicht einfach in der arabischen Gesellschaft, dabei ist er ein schlauer Kerl. Er bekommt 100 Dirham pro Tag und steht dafür von morgens bis abends zur Verfügung. Er besorgt: Zigaretten, Bier und Whisky. Er kennt jede Quelle für Alkohol in der Stadt. Er holt Feuerholz und einen Feuertrog, er schleppt sieben Stühle an. *Haben Sie einen Wunsch? Fragen Sie Chef!* Er ist ein gewiefter Händler und bei den Bauarbeitern ein beliebter Koch. Ist ihm das nicht genug, schlägt er losen Putz von den Wänden oder schleppt Bauschutt auf die Straße. Ich frage:

«Chef, was würdest du mit zwei gesunden Füßen tun?»

«Wieso? Allah hat mir diese Füße gegeben, und mir geht es gut.»

Er, der Gehbehinderte, läuft durch ganz Marrakesch, und er ist unermüdlich. Er hat nie schlechte Laune, keine Aufgabe ist ihm zu einfach oder zu dumm. Er lacht sein Lächeln und zeigt seine Zahnstummel und sagt bei der Abrechnung:

«Vier Dirham habe ich behalten und davon Teegläser gekauft.»

Er kauft auch einen Herd und Klopapier für die Arbeiter, seine flinken Augen sind überall, und wenn er betrunken ist, wird er zum schlimmsten Übel, das man sich vorstellen kann, weil dann sein Zorn ausbricht und er weiß, dass er zwar der Klügste von allen ist, aber nie, nie, niemals eine gute Stellung in der Gesellschaft haben wird wegen dieses gottverfluchten Klumpfußes, mit dem er zur Welt gekommen ist.

Die Papiere besorgt Omar. Er tut das auf seine übliche unauffällige Weise, und eines Tages hat er alles, was er braucht, und sagt, wir könnten nun nach Bauarbeitern Ausschau halten.

Er rät davon ab, mit Leuten aus der Stadt zu arbeiten, und Chef ist vollkommen seiner Meinung. Die Stadt-Bauarbeiter sind faul, kaum hat man ihnen mal den Rücken zugekehrt, fangen sie schon an, Pause zu machen. Sie möchten sich nichts Eigenes zu Essen kochen, sondern gehen in ein Straßenrestaurant und verbringen dort viel Zeit, vom Geld ganz zu schweigen.

In den Bergen aber ist das alles anders. Dort leben die Berber.

Niemand, der viel gereist ist, weiß echte Gastfreundschaft zu schätzen. Aus einem einfachen Grund: Sie ist das Fürchterlichste, was es gibt.

Omar aber besteht darauf. Wenn man gute Arbeiter aus dem Atlas beschäftigen möchte, muss man zur Hochzeit in deren Heimatdorf reisen und sich dort mit den Leuten bekannt machen. Die Einladung ist ausgesprochen, nach mehrstündiger Verspätung geht die Reise auch schon los. Man sitzt zu fünft in einem uralten Mercedes, und schon wenige Kilometer nach den Stadtmauern beginnt die übliche Diskussion, ob die Fenster nun geöffnet oder geschlossen werden müssen. Nach etwas mehr als zwei Stunden erreicht man den Ort der Feierlichkeit, Ourika, ein Sackgassendorf, an dessen einem Ende die Straße liegt, am anderen ein weltberühmter Wasserfall.

Dazwischen gibt es ein paar Häuser, und in einem von ihnen soll die große Hochzeit stattfinden. Die Feierlichkeiten sind in vollem Gange, seit Tagen schon. Begierig saugen wir den Gesang der Frauen auf, der aus dem ersten Stock des Hauses erklingt.

Auf der Straße spielen Dutzende von Kindern Fangen und Verprügeln, und eine Hand voll Männer lehnt sich an die geparkten Autos und Motorräder. Irgendwo im Hintergrund rauscht ein berühmter Bach, der aus dem berühmten Wasserfall gespeist wird. Zu sehen ist nichts.

Großes Hallo, man wird durch eine Bauruine geradewegs in einen eiskalten, kahlen Raum geführt. Freundliche Männer weisen uns Plätze auf abgeschabten Berberteppichen zu, die Wände sind aus schierem Beton. Es ist, nach Ourika-Maßstäben, der schönste Raum im Haus.

Männer kommen herein, Männer sagen hallo, Männer verschwinden. Aus einem Nebenzimmer ertönt der vielstimmige Chor der Frauen, und Frank, der Fotograf, kann sich kaum halten. Dann werden wir in einen zweiten Raum geführt, eine Art Teeküche, in der ohne Unterlass Wasser aus dem berühmten Bach gekocht wird, der aus dem berühmten Wasserfall gespeist wird. Weil wir Ehrengäste sind, will man uns offensichtlich den Anblick der übrigen Feiernden ersparen und serviert das Essen dort an einem Campingtisch aus Plastik. Es ist wirklich hervorragend: erst eine süße Fleischpastete, dann ein Tangine mit Huhn, danach eines mit Fleisch, und Pflaumen mit gerösteten Mandeln. Selbst der Art-Director aus Österreich isst mit großem Appetit, nur der Schriftsteller muss mantrahaft Ich esse kein Fleisch skandieren, bevor er mit Gemüse versorgt wird. Anschließend gibt es süßen Pfefferminztee, gebrüht aus dem Wasser des berühmten Bachs, das wir bei Tageslicht niemals gesehen haben, wobei wir dafür wohl dankbar sein können.

Danach werden uns die Handwerker vorgestellt, gute Männer, und alle hoffen, dass es nun bald zurückgeht in die Stadt. Wir sitzen schon im Taxi, als wir angehalten werden und ein Mann sich empört, Nein, das Beste komme doch noch, der Gesang der Berber, und den dürfe man keinesfalls verpassen. Es ist jetzt schon Mitternacht, im Raum der Frauen wird der Gesang immer lauter. Schrille Stimmen, tiefes Afrika. Wir schauen hinein, sehen zahnloses Grinsen und Kinderlächeln. Frank hebt die Kamera, ein Mann verdeckt sie. Ist ja auch unhöflich. Man stelle sich vor, wie ein Marokkaner mit Kamera in Deutschland in den Raum platzt, in dem sich eine Braut auf die Hochzeit vorbereitet.

Draußen schreien die Kinder. 40 Jungen rennen über Bauschutt und Steine. Zwei prügeln sich, da kommt der Lehrer des Dorfes mit einer Baulatte und schlägt brüllend auf die Kinder ein. Sie stieben auseinander wie die Funken des Feuers, die alten Männer lachen. Zehn Minuten später drängeln die Jungen sich eng aneinander, um sich zu wärmen, aber auch, um den Schlägen zu entgehen.

Die Musiker haben gegessen und entfachen ein Lagerfeuer, über dem sie ihre Trommeln wärmen, damit die den richtigen Klang bekommen. Jetzt stimmen sie ihren Gesang an, tief und dumpf, und das lockt die Frauen aus ihrem Zimmer. In einer schüchternen Prozession bunter Kleider, wie von Kirmespuppen, schleichen sie heran. Dann stellen sie sich in einer Reihe auf und antworten dem Gesang der Männer. Sie stemmen die Hände kokett in die Hüften, ihre Augen blitzen. Kleine Mädchen tanzen um sie herum. Das Berberfest kommt langsam in Schwung. Doch als das Brautpaar dann viele, viele Stunden später den Kreis betritt, liegen wir schon lange wieder in unserem Riad in Marrakesch.

Mit Hussein, dem Chef der Bauarbeiter, ziehe ich los, um Material zu kaufen. Es muss viel gemacht werden. Das Dach ist brüchig und uneben. Die Räume sind dunkel, da müssen Fenster hineingebrochen werden. Wir brauchen vernünftige Toiletten, Kacheln müssen abgeschlagen und Ketlack muss aufgetragen werden.

Auf dem Bauhof stehen drei Esel mit ihren Karren, fliegenumschwirrt, dahinter Berge von Sand und Zement. Alte Holzbalken stehen in einer Ecke, Schilfmatten für die Dächer. Weiter hinten ein Stapel Kacheln, und jedes Geschäft wird mit viel Kopfwiegen, Fragen und Antworten begonnen. Dann wird gerechnet, nicht in Dirham, sondern in einer alten, seltsamen Währung, die ich nicht verstehe. Lange scheint gar nichts zu passieren, dann plötzlich schaufelt ein Mann, den ich für den Bauhofchef gehalten habe, Sand auf einen Eselskarren, und ein anderer, eher ein Hilfsarbeiter, kassiert das Geld. Der kleine Esel setzt sich in Bewegung und trottet durch die engen Gassen in Richtung Haus, ein zweiter Eselszug marschiert mit Hussein in Richtung Hauptstraße. Dort werden Werkzeuge und Kacheln gekauft, einiges soll später noch geliefert werden.

Im Haus sieht es bald schlimmer aus als vorher. Es wird geklopft und geschlagen, Zement angerührt und vergossen, Wasser verspritzt. Bauschutt wird vom Dach in alten Zementsäcken auf den Hof geschleppt, Betonbrocken werden herausgebrochen und einzeln hinuntergetragen. Es wird gehämmert, gemeißelt, verstrichen, geschalt, getan und gemacht. Zwischendurch kochen die Männer den besten Pfefferminztee, den es gibt. Sie schwatzen den ganzen Tag. Über ihnen brennt die Sonne auf das Dach, sie sind staubig und dreckig und lachen und singen, während sie kiloschwere Steine schleppen. Statt mit den Handwerkern ein Bier zu trinken, wird ein Joint geraucht. Die Männer arbeiten fleißig von morgens um sieben bis abends um sechs. Einen Raum haben sie sich zurechtgemacht, da wohnen und beten sie. Nach einer Woche erkenne ich, dass dieses Chaos einen Rhythmus hat, und ich sehe das Haus plötzlich in seiner ganzen Pracht vor sich.

Der Dicke und seine Hure. Der Dünne und seine Mutter. Luc und die schwarze Schönheit. Zwei Schweizerinnen, mutmaßlich Lehrerinnen. Eine Familie aus England, so blass, dass die ganze Sonne über der Sahara sie nicht rösten könnte. Omar und ich sitzen im Hof des Riads. Wir essen, wir trinken. Er Kaffee, ich Bier, das Chef besorgt hat.

Es ist mein letzter Abend in Marrakesch. Helge ist vor drei Tagen abgereist.

Der Himmel zieht sich zu, es hat schon geregnet. Aber die wenigen Tropfen sind so warm, dass es niemanden stört.

«Das Chamäleon ist krank, meinst du, es wird überleben?»

«So Gott will, ja.»

«Kann es sich denn selber Fliegen fangen und kann es selber trinken? Wie findet es in die Sonne?»

«Das ist egal. Das Wichtigste ist, dass es frei ist. Wenn es keine Gitterstäbe mehr sieht, wird es ihm gut gehen. So oder so.»

Anschließend verabschiedet sich Omar, um auf die andere Seite der Gasse zu gehen, wo er mit seiner Frau, die kein Französisch spricht, und vielen anderen Mitgliedern seiner Familie und seinem Hund Joey lebt. Ich sitze noch ein paar Minuten im Regen und gehe zu Bett, wo ich auf der Stelle einschlafe.

Das Chamäleon stirbt so langsam, wie es gelebt hat. Ich finde es zusammengesunken in seinem Käfig an dem Tag, als ich es in die Freiheit lassen will. Es ist ganz dunkel, die Augen sind geschlossen. Die Wirbelsäule ist gebogen, ich sehe die Rippen, bevor ich sie fühle. Ich hebe das Tier hoch, es öffnet die Augen.

Schwarze, stumpfe Knöpfe in ihren kegelförmigen Höhlen. Ich trage es vorsichtig durch die Souks in das neue Haus. Viele Leute gucken, andere wollen das Tier anfassen, doch ich schäme mich, weil es so kränklich ist. Als ich im neuen Haus ankomme, nehme ich das Tier vorsichtig aus dem Käfig. Es löst sich ganz schnell von den Gitterstäben, früher hat es noch geklammert. Ich gehe durch das Treppenhaus in den ersten Stock, wie immer wundere ich mich, dass die Echse die Augen schließt, sobald man ein bestimmtes Gehtempo erreicht hat. Wahrscheinlich schützt sie sich so vor Schnelligkeit. Augen zu. Sehr einfach. Sehr effektiv.

Der Orangenbaum ist dichter, doch seine Äste haben scharfe Stacheln, und ich fürchte, dass das Tier sich den Leib aufreißen könnte. Also setze ich das Chamäleon in den anderen Baum, wo es vorsichtig mit seinen fünffingrigen Händen nach Halt tastet. All diese Bewegungen sind langsam, aber nicht bedächtig, sondern sterbend.

Ich setze das Tier zwischen ein paar Zweige und warte, bis wenigstens zwei Finger das Holz umschließen. Doch die kleine Echse ist zu schwach, um sich in den Ästen zu halten. Eine halbe Stunde später, ich trinke mit Omar im Innenhof geminzten Tee, hören wir ein dumpfes Geräusch. Es ist das Chamäleon, das aus dem Baum gefallen ist.

Ich setze mich mit dem Tier unter den Zitronenbaum und halte es in der Hand. Zwei Stunden sitze ich im Schatten. Dann öffnet das Chamäleon sein Maul, und die lange, klebrige Zunge fällt heraus. Es entleert seinen Darm auf die Kacheln. Die Augen brechen. Das Chamäleon ist tot. Ich muss weinen.

V

ALLERHEILIGEN - CASABLANCA

«Ich komme morgen zurück. Holst du mich vom Flughafen ab?»

«Klar.»

Die erste deutsche Stimme, die ich nach dem Flüstern meines Freundes und den verzerrten Telefonaten mit dem Mädchen wieder höre, ist die von Vera am Mittag, SAT.1. Ich bin im Ibis-Hotel am Bahnhof von Casablanca, das Zimmer für 45 Euro, die Einrichtung marrokanisch-klebrig und das Essen miserabel. Casablanca ist die hässlichste Stadt des Landes, die Einwohner nennen sie «Casa». Wenn Sie meinen, dort irgendetwas von der Romantik des Films zu finden, liegen Sie falsch. Casablanca ist das Logo. Marrakesch der Ort.

Weil man Marrakesch aber von keinem deutschen Flughafen direkt und auch sonst nur extrem schlecht erreicht, bin ich zu einem Zwischenstopp in Casablanca gezwungen. Die Anreise mit dem Flugzeug dauert knappe 20 Minuten. Wer sich dabei nach so vielen Wochen im Binnenland aufs Meer freut, wird schwer enttäuscht – er bekommt es nicht zu sehen. Der Flughafen liegt 25 Kilometer vor der Stadt. Die Fahrt dahin ist um so lästiger, wenn man am nächsten Morgen die ganze Strecke wieder zurückfahren muss, mit allem Gepäck und mit nichts als dem endgültigen Abschied von Marokko.

Ich kann im Hotel mit Kreditkarte zahlen, und es gibt einen Lift. Der hellgelbe Boden ist voller Flecken, aber nicht total schmutzig, sondern so dazwischen, wie üblich in Hotels internationaler Ketten, die sich Dreck und Schmutz nicht leisten können, aber auch zu faul sind, regelmäßig zu renovieren. Im Zimmer entdecke ich eine Terrasse, aber sie führt nur auf ein von Tauben zugekotetes Dach. Unten: Tausend Taxen warten auf Gäste und jede Menge Verkehr. Casablanca um zwei Uhr nachmittags. Mir vergeht die Lust, noch weiter in die Stadt zu laufen, und ich lege mich wieder aufs Bett.

Die Mini-Bar ist verschlossen und wahrscheinlich sowieso leer, der Roomservice noch nicht im Dienst. Ich überlege, mir ein paar Bier zu holen und mich zu betrinken, so bis zehn Uhr abends, und dann zu schlafen. Aus reiner Gewohnheit schalte ich den Fernseher an, und da ist Vera am Mittag und auch Olli Geissen und später Barbara Salesch und später das Jugendgericht, und nach den Simpsons gehe ich miserabel essen und liege wieder auf dem Bett.

Ich weiß, dass ich nur noch ein paar Stunden und ein paar hundert Kilometer von Hamburg entfernt bin, und vor allem von der Freiheit, die ich in den vergangenen Wochen so genossen habe.

Angst? Ja.

Vor den Verlockungen aus dem alten Leben, das mich praktisch auf Schienen so einfach und so bequem bis in die Klinik geführt hat. Tapfere Theorien von Genesung sind leicht aufzustellen, wenn man noch satte Monate vor sich hat. Jetzt ist der Kredit verspielt, und ich bin mir nicht sicher, ob ich ihn vernünftig genutzt habe oder ob ich nur einfach mal gelebt habe, wie ich es seit Jahren hätte machen sollen.

Drei Monate, vom Erwachen im totalen Schmerz bis in das Hotelzimmer in Casablanca. Mit der Bilanz kann ich kaum zufrieden sein.

Ich habe wieder geraucht.

Ich habe wieder Kaffee getrunken.

Ich denke wieder nach.

Rote Karte, klar. Aber geht man wirklich los und sagt: Ein neues Leben, bitte schön, und dann kommt es auf dem Silbertablett? 33 alte Jahre, die sind nicht so schnell wegzukriegen.

Was können die Ärzte? Sie haben mein Leben gerettet. Sie versorgten die Wunden. Sie pflegten mich, und sie haben mich entlassen. Sie haben mir erzählt, wie alles ganz anders werden muss.

Habe ich gelernt, alles anders zu machen?

Ich habe auf einem Rad getreten wie ein Hamster.

Ich durfte zehn Minuten täglich schwimmen.

Ich habe mit einem Psychologen gesprochen.

Ich habe eine Stunde Qui-Gong gelernt, drei Stunden autogenes Training und eine Stunde Raucherentwöhnung.

Ich habe vier Wochen in einer Klinik verbracht, tausend Dinge angefangen und nichts zu Ende geführt.

Ich bin zornig.

Ich habe wieder starke Schmerzen.

Sie haben mir gesagt, ich hätte sterben können.

Jetzt zuckt etwas in meiner Brust, und ich denke: Ach, jetzt wird also gestorben!

Ich kann mich nie mehr davon befreien. Herzpatient für den Rest meines Lebens, vielen Dank!

Und mein dummer Versuch, die Sache selber in die Hand zu nehmen, fürchte ich, ist gescheitert.

Was soll ich nun machen? Auf den zweiten Infarkt warten, wie die Manager in Timmendorf? Soll ich mir einen Koffer packen, mit dem Nötigsten, ihn immer rumschleppen, um dann eines Tages grinsend zu sagen: Es geht los!?

Tatsache: Man muss nicht sein Leben ändern, man muss sich selber ändern – und versuchen Sie das mal.

Disziplin wäre nicht schlecht, aber die habe ich offensichtlich schon immer mit Pflichtbewusstsein verwechselt. Und mich natürlich feige dahinter versteckt, weil es leichter ist, zu funktionieren, als etwas zu ändern. Auf jeden Fall sich selbst. Wenn das überhaupt geht – ich habe mich immer erfolgreich davor gedrückt.

Ich frage mich:

Darf man über sein Herz lachen?

Wie ernst muss man einen Muskel nehmen?

Wer herrscht zwischen meinen Rippen?

Ich oder dieses Stück Fleisch?

Rotes Fleisch, Adern, Sehnen, Blutkörper.

Und wenn ich sterbe?

Ich habe die Moslems immer um ihre Religion beneidet. Um die fünf Gebetsrufe täglich, die dem Tag so ein starkes Konzept geben. Um ihren Ramadan, fröhliches Fasten. Um ihre unglaublich starke Gemeinschaft, um ihre Identität, um die schnörkellose Kunst und diese andauernde Gelassenheit. Am meisten aber habe ich die Moslems um das Insch' Allah beneidet, das So-Gott-will. Vertrauen. Fallen lassen. 72 Jungfrauen umarmen.

Aber ich kann das nicht.

Ich bin das nicht.

Ich bin kein Moslem, ich bin kein Christ. Ich bin kein Buddhist, ich bin kein Hindu.

Ich würde so gerne glauben, und ich würde so gerne etwas loslassen, und ich würde so gerne eine Anleitung haben, eine Bibel, einen Koran, einen Guru. Eine Hoffnung, einen Anker, eine Gebrauchsanweisung. Ein Rezept. Die Lösung.

Aber ich bin allein. Ich kann mich auf nichts verlassen, als auf mich. Na und?

Ist das schlecht?

Die Schmerzen, ja, da sind wieder Schmerzen. Ehrlich gesagt, waren sie die ganze Zeit da, ein Pochen und ein Hören und ein Fühlen auf die linke Seite. Und jedes Ziehen lässt mich schaudern.

Denn *dieser* Teil ist ja wohl beschädigt. Wenn der Körper die Vase des Geistes ist, hat meine jetzt einen gewaltigen Sprung. Schade, oder?

VI

2. NOVEMBER – ÜBER TANGER

Die Wolken fressen die Sonne, und unter uns ist kein Land, kein Meer, kein Licht. Wir fliegen über Gibraltar in Richtung Europa.

Montag: erster Arbeitstag nach dem Infarkt.